もしかして認知症？

軽度認知障害ならまだ引き返せる

浦上克哉
Urakami Katsuya

PHP新書

はじめに

軽度認知障害――認知症になるかどうかの「最後の分かれ道」

昨今、日本における「認知症」への関心が急速に高まっています。

厚生労働省によれば、2020年時点での高齢者（65歳以上）の認知症の人は約600万人と推計され、2025年には約700万人に達すると予想されています。これは高齢者の約5人に1人という割合です。[1]

このような時代に、認知症という病気を知らない人はいないでしょう。

1 「みんなのメンタルヘルス」厚生労働省 https://www.mhlw.go.jp/kokoro/know/disease_recog.html

では、「軽度認知障害」という言葉を聞いたことがあるでしょうか?

おそらく、多くの人は「聞いたことがない」と答えると思います。

軽度認知障害とは、認知症になる直前、認知機能が低下しつつあるけれども、日常生活には大きな支障がない「非認知症」の段階を示す言葉です。

英語では、「Mild Cognitive Impairment」と表記されるため、この頭文字をとった「MCI」と呼ばれることが日本でも多くあります。

MCIの次の段階は、当然のことながら認知症で、認知症になってからは、「軽度認知症」「中等度認知症」「重度認知症」の3段階に分けられます。

MCIから軽度認知症へと移行する割合は、1年でおよそ5~15%程度と考えられています。その一方で、MCIから回復する割合は、幅はありますが、1年でおよそ16~41%程度と考えられています。

ここで知っておいてほしいことは、「認知症からMCIに回復することはない」という事実です。

認知症と軽度認知障害(MCI)の関係

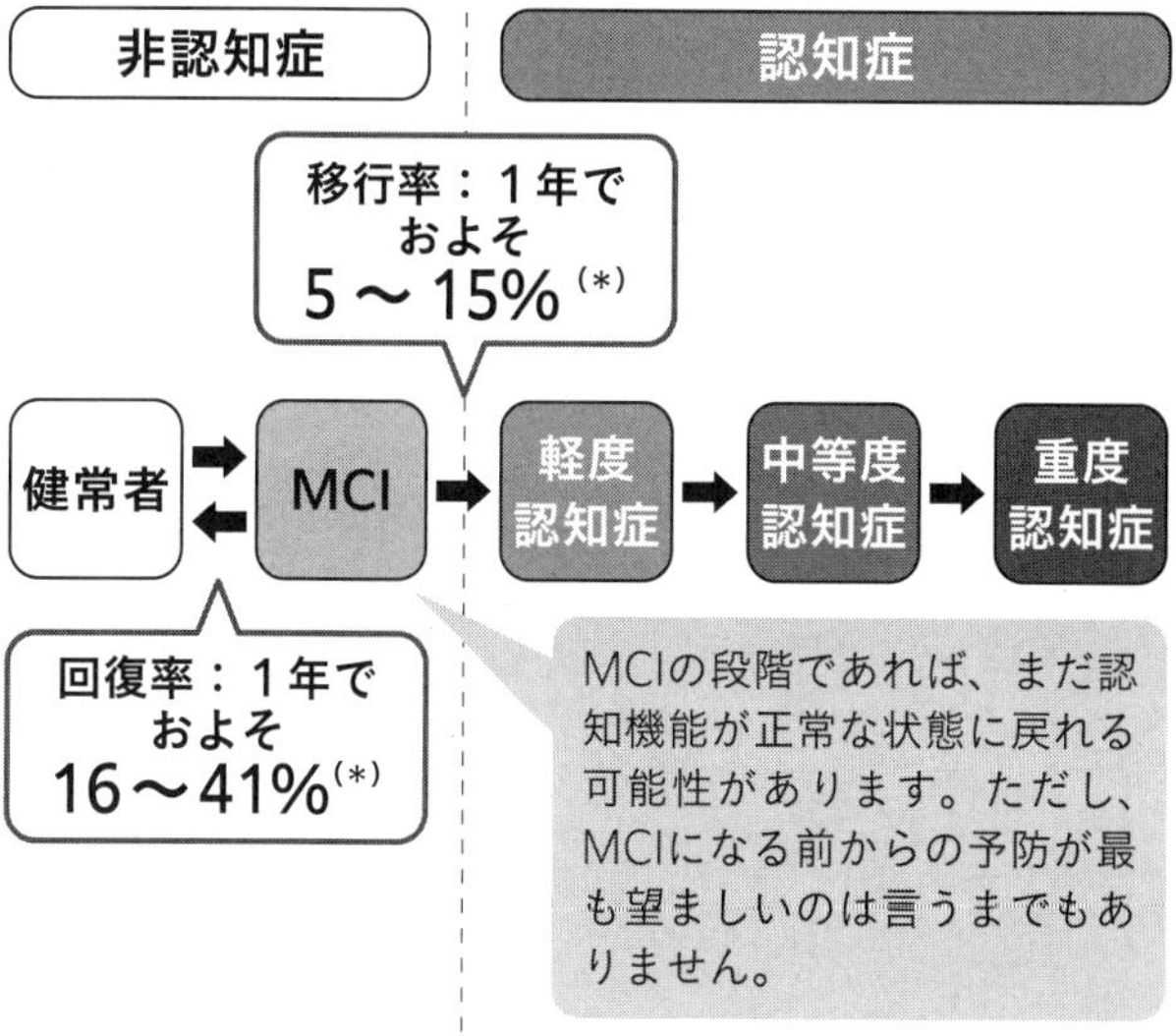

（＊）日本神経学会監修『認知症疾患診療ガイドライン2017』CQ4B-2,147

認知症は現代医学において、治療することはできません。ただ、その進行を食い止めるのが関の山です。薬は、治しているのではなく、進行を遅らせているだけなのです。しかし、それが前段階のＭＣＩなら予防することが可能です。

つまり、ＭＣＩとは、認知症になるかならないかを決める「最後の分かれ道」と言っても過言ではありません。

私は認知症専門医として、これまで30年以上にわたって、のべ13万人以上の認知症の方々を診てきました。もちろん、その前段階であるＭＣＩと診断した方も数多く診てきました。

中には、早めに自身の異変に気づいたことで、ＭＣＩであることを自覚し、適切な予防によって回復した方々も数多くいます。その一方で、ＭＣＩと診断されたのちに、病院を訪れることなく、次にお会いしたときにはすでに認知症になってしまっている方もいました。

これほど重要であるにもかかわらず、認知度がそれほど高くなく、見逃されやすい段階がＭＣＩなのです。

ＭＣＩの存在を広く知ってもらい、１人でも多くの方を認知症になる「一歩手前」で救いたい――それが本書を執筆した一番の動機です。

「認知症予備軍」ＭＣＩの人は全国に1000万人以上いる!?

ＭＣＩは認知症になる前の段階であるため、厚生労働省は病気として扱っていません。そして、ＭＣＩは病気ではないため、現在、ＭＣＩの人が日本にどれぐらいいるのか、どのぐらいの人が医療機関に通院しているのか、残念ながら不明です。

認知症とＭＣＩに関する数値としては、少し古くなりますが、２０１３年に厚生労働省が発表した推計があります。これによると、約10年前の２０１２年時点で認知症の人は約４６２万人、認知症予備軍であるＭＣＩの人は約４００万人いると推計されています。[2]

この推計のもととなる疫学調査は、２００９〜２０１２年度に、茨城県つくば市や愛知県大府《おおぶ》市など、全国８市町で実施されました。医師が高齢者の面接や家族への聞き取りを行い、認知症か否かの診断を５３８６人に対して行っています。

この５３８６人分のデータ分析から、全国ではこれぐらい認知症やＭＣＩの人がいるだろうという推計を行った結果が、前述の数値になります。

この数値を見て、私が最初に思ったのは、「認知症の人が約４６２万人いるのなら、

2 「認知症、高齢者４人に１人　『予備軍』４００万人含め」日本経済新聞２０１３年６月１日

ＭＣＩの人がそれより少ないはずはない。約４００万人という推計は少なすぎるのではないか」ということです。

私のこれまでの経験から言えば、ＭＣＩの人は認知症の人の１・５〜２倍はおり、認知症の人よりもＭＣＩの人のほうが少ないというのは、ちょっと考えられないことなのです。

たとえば、生活習慣病などの他の病気で考えてみても、有病者よりも予備軍のほうが少ないなどということは、まずありません。有病者よりも予備軍のほうが多いのが一般的です。そうであるならば、認知症の人が約４６２万人いるとしたら、ＭＣＩの人はそれよりも多く、７００万〜９００万人ぐらいいると考えるのが妥当なのではないでしょうか。

さらに言うと、冒頭で述べた通り、高齢者の認知症の人は２０２０年に推計で約６００万人、２０２５年には約７００万人に増えると予想されています。ここから、ＭＣＩの人は認知症の人の１・５〜２倍いるという仮定で計算すると、２０２５年にＭＣＩの人は１０００万〜１４００万人にもなる可能性があるのです。

認知症リスクを4割減らす「科学的に正しい予防法」

しかし、ＭＣＩは回復可能な段階です。ですから、正しい知識をもって適切なアプローチさえ行えば、きちんと予防できるものなのです。

国際的にも、認知症の予防効果は広く認められてきています。たとえば臨床研究に関する世界的な医学誌である『Lancet（ランセット）』の２０２０年7月発表の論文によれば、生活習慣の改善など適切な予防をすれば、認知症の発症リスクは40％抑えられることがわかっています。

この40％というのは、ピンと来ないかもしれませんが、ものすごい数字です。何も予防を行わなければ、将来、確実に認知症になる人が5人いたとして、そのうち2人を救えるのです。２０２５年に約７００万人になると言われている高齢者の認知症の人のうち、２８０万人は認知症にならなくてすみます。

実際に私は鳥取県琴浦町《ことうらちょう》で、ＭＣＩを見つけるための検診を行ったり（「もの忘れ検診」）、認知症の予防教室を開いたりといった取り組みを、自治体の協力を得ながら行ってきました。その結果、現在の琴浦町では、中等度や重度の認知症の人が見つかることは、ほぼありません。ごくまれに見つかるのは、琴浦町の噂《うわさ》を聞いて、近隣自治体から、もの忘れ検診を受けに来た人たちです。

琴浦町では、これまでの検診で、ＭＣＩや軽度の認知症の段階でほとんど見つけることができています。また、予防教室に通うことで、認知症一歩手前の状態で踏みとどまったり、回復したりすることも可能になっています。

このようにＭＣＩの段階で自身の状態に気づき、さらに予防対策をしっかりと行えば、正常な認知機能に回復する可能性が十二分にあります。もし回復しなかったとしても、ＭＣＩの状態で長くとどまることができれば、生活に大きな支障は出ません。

このことを、まずは多くの人に知ってもらいたいと思います。

◆

◆

◆

本書は、次のような構成になっています。

第1章では、軽度認知障害とは何か、その基本的な性質や知っておくべき知識について述べます。認知症とMCIの違いや、MCIを自覚するための兆候やチェックリストなど、これだけは知っておいてほしいポイントについてお話しします。

第2章では、認知機能が低下するメカニズムを解説します。認知症は、脳の神経細胞が弱ることによって発症しますが、どんな場合に脳の神経細胞が弱るのか、また医学誌『Lancet』に掲載された最新の論文で示されている「認知症を引き起こす12のリスク」についても詳しく説明します。

第3章では、MCIの後段階である認知症について、その正しい知識や理解の仕方についてお話しします。認知症については、「自分がわからなくなる」「家族に迷惑をかける」といった世間的なイメージが先行して、適切な理解がなされていません。この章では、最新研究でわかった新常識などを示すことで、認知症に対する不安を払拭《ふっしょく》します。

第4章では、MCIから回復したり、認知症になるのを遅らせるために必要な予防法について述べます。鳥取県琴浦町で始まった認知症予防の取り組みをきっかけに、私が開発に携わった「とっとり方式認知症予防プログラム」の内容や、私が特におすすめしている「アロマセラピー」を用いた認知症予防法など、すぐに取り組めて効果の高い予防法を厳選してご紹介します。

第5章では、それでも認知症になったとき、どのような心構えでいるべきかについてお話ししたいと思います。認知症になったからといって、すべてができなくなるわけではありません。認知症の人も、その周囲にいる人も、それに適した接し方や話し方などを通じて、信頼関係を維持し、幸せになることは十分可能です。そんな「認知症とともに生きる」ための秘訣《ひけつ》をお教えします。

本書を通じて、1人でも多くの方が「認知症一歩手前」の状態から脱却し、いきいきと人生を楽しむ一助となれば幸いです。

浦上克哉

もしかして認知症?　軽度認知障害ならまだ引き返せる

目次

第1章　軽度認知障害とは何か

第2章 なぜ軽度認知障害に陥るのか？

第3章 知れば怖くない！ 認知症の基礎知識

第4章 科学的に正しい認知症予防法

第5章　認知症とともに生きる

第1章

軽度認知障害とは何か

MCIと認知症の違いとは？

まず本章では、軽度認知障害（MCI）について、押さえておくべき基礎的な知識からお話ししたいと思います。

MCIとは、「認知機能の低下を実感しつつあるけれども、日常生活に特に支障はない状態のこと」です。健康な状態から認知症に移行する途中の状態であり、この段階ならば多くの場合、予防対策次第で認知症になるのを防ぐことができます。

MCIと認知症が異なる点は、大きく2つあります。

1　（現れる症状によって）日常生活に支障をきたすかどうか
2　自分がもの忘れなどのミスを繰り返すことを自覚できるかどうか

MCIと認知症の違い

1　（現れる症状によって）日常生活に支障をきたすかどうか

これは、日常生活を送るうえで、特に支障をきたしていなければMCIで、支障が出てくると認知症、ということです。

たとえば、厚生労働省のウェブサイトでは、認知症を次のように定義しています。

認知症は、脳の病気や障害など様々な原因により、認知機能が低下し、日常生活全般に支障が出てくる状態をいいます。[1]

では、日常生活全般に支障が出てくるほど認知機能が低下した状態とは、具体的にど

1　「みんなのメンタルヘルス」厚生労働省
https://www.mhlw.go.jp/kokoro/know/disease_recog.html

んな状態を指すのでしょうか。

その例として、「健忘症によるもの忘れ」と「認知症によるもの忘れ」の違いをお話ししたいと思います。

「もの忘れ」は、認知症の代表的な症状（中核症状）の1つですが、認知機能が低下していない若い人であっても、もの忘れをすることはあります。また、誰でも年齢を重ねるごとに忘れっぽくなります。

こうした健康な人や加齢（老化）によるもの忘れを「健忘症」と呼びます。この健忘症によるもの忘れと、認知症によるもの忘れには大きな違いがあります。

「以前に、どこかで会ったことがある人なんだけど、名前がどうしても出てこない」

「家のカギをどこに置いたか忘れてしまった」

こうしたもの忘れは健忘症によるもの忘れですが、特徴としては、出来事の一部が思い出せないだけで、出来事の全体が思い出せないわけではありません。

これに対して、認知症によるもの忘れは、出来事の全体を忘れてしまいます。

たとえば、昨日の昼食に何を食べたかをすぐに思い出せないのは、健忘症によるもの

MCIと認知症の違い

MCIとは、もの忘れによる異変が増えてきたことを実感しているが、日常に混乱をきたすような支障は起きておらず、社会生活を営むことができ、認知症の診断基準に達していない状態。

MCI と認知症

MCI	認知症
日常生活のうえで支障がない	日常生活に支障をきたす
もの忘れが増えたことを自覚できる	もの忘れをしている自覚はない

忘れです。昼食を食べたことは覚えており、記憶をたどってよく考えたり、何かヒントがあれば、何を食べたか思い出すことができます。

一方、さっき朝食を食べたにもかかわらず、朝食を食べたこと自体を忘れてしまい、また食べようとするのは認知症によるもの忘れです。

仕事をしている人であれば、重要な会議に出席しなければならないことを完全に忘れてしまうといったケースは、認知症によるもの忘れが強く疑われます。

こうした認知症によるもの忘れは、認知症の当事者本人が困るのはもちろん、周囲の人たちにも多大な迷惑をかけてしまいます。こうした「困った経験」を何度か経験した際には、ＭＣＩではなく、認知症を強く疑ったほうがよいと思われます。

ただし、日常生活に支障があるか否かだけで認知症を判断することについては、大きな問題もはらんでいます。これについては、第3章で詳述します。

ＭＣＩと認知症の違い

2 自分がもの忘れなどのミスを繰り返すことを自覚できるかどうか

これは、今までスムーズにできていたことに時間がかかったりしたときに、「何か違うぞ」と違和感を抱くことができればＭＣＩで、それができなくなると認知症、ということです。

たとえば、先ほどお話しした「健忘症と認知症のもの忘れの違い」にも関連しますが、約束した予定を忘れてしまったときでも、「あれ、誰かと約束をしていたような気がするぞ」と、約束をしたこと自体は覚えている場合などは、ＭＣＩに当てはまります。

一方、認知症の場合は「約束をしたこと自体がすっぽりと頭から抜けてしまう」ため、自分が何かを忘れたことさえも自覚することができません。

たとえば、医療機関で患者さんの問診をしていると、ご本人はあまり困っていないけれども、家族が困って、家族に連れられて来院されるケースがあります。こうしたケースでは、次のような会話が交わされます。

私「お体の調子はいかがですか？　何か困ったことがありますか？」
本人「おかげさまで、とっても元気です。何も困ることはありません」
私「もの忘れはどうですか？」
本人「もの忘れなんかしていませんよ」
家族「いえいえ。最近、もの忘れがひどくて、さっき言ったことも忘れてしまうんです」

このように認知症が進んでしまうと、自分のもの忘れを自覚することもできなくなります。「もの忘れをしたことを忘れてしまう」ということが起きるのです。

ただし、ＭＣＩの段階であれば、自分のもの忘れを自覚することができます。

「何か最近おかしい。ひょっとして認知症になりかかっているのではないか」

こうした不安に駆られて、１人で外来に来られる人もいますが、本当に認知症になってしまうと、その感覚すら失われてしまうのです。

名前をすぐに思い出せないのは、なぜ？

健忘症と認知症のもの忘れの違いについて、もう少しお話を続けましょう。

「以前に、どこかで会ったことがある人なんだけど、名前がどうしても出てこない」のは、認知症によるもの忘れではなく、健忘症によるもの忘れです。

以前に会ったことがある人だとわかるのは、脳の中の「顔を記憶している場所」に記憶があるから。それにもかかわらず名前が思い出せないのは、「名前を記憶している場所」が脳の別の場所にあるからです。

もし、脳の同じ場所に顔と名前が記憶されていれば、両方を同時に思い出せるのですが、そうではないため、顔は覚えているけれども、名前が出てこないということが起きます。

高齢者になればなるほど、名前をすぐに思い出せないのは、これまでに会った人の数が膨大になるためです。脳の中の名前を記憶している場所には、膨大な数の名前が記憶されています。このデータベースがきちんと整理されていれば、ずっと思い出すことができるのですが、普通はそれほど整理されていないため、すぐに名前を思い出せないということが起きます。

脳のデータベースは、整理されていないだけで、記憶自体はしっかり残っています。ですから、何かのヒントで思い出せることもありますし、しばらく時間が経ってから、突然思い出すこともあります。こうしたことからも、記憶自体は脳のデータベースに残っていることがわかります。

これに対して、認知症の人は、やや乱暴な表現であることを承知のうえで言うなら、「脳のデータベースが壊れてしまっている」と言うことができるかもしれません。もちろん、認知症にも段階や種類がありますから、壊れ方の程度や脳の中のどのデータベースが壊れているかなど、壊れ方は人それぞれです。

ただ、データベースが壊れてしまっていると、ヒントがあっても、時間が経っても思い出すことはできません。

MCIとはどういう状態かと言えば、脳の中のデータベースの一部が壊れかけている状態です。壊れかけているデータベースの記憶だけが思い出せず、それ以外のことであれば思い出すことができます。しかし、この思い出しにくい、思い出せない記憶が徐々に増えていくと、軽度認知症ということになります。

「新しい情報をすぐ忘れる」のは認知症のサイン

先ほど、認知症によるもの忘れの特徴は、出来事の全体がすっぽり抜け落ちたように忘れてしまうことだとお話しししました。

しかし、実はもう1つ、特徴があります。それは、「最近の新しい情報をすぐに忘れてしまう」というものです。

たとえば、問診で話を聞いていると、認知症が進んでいる人は、さっき話したばかりのことをまた話すことがあります。これは、「さっき話したという新しい情報をもう忘れてしまっている」ことのれっきとした証拠です。これもまた、認知症によるもの忘れの特徴なのです。

なぜこのようなことが起きてしまうのでしょうか。それを理解するために、記憶の仕組みについてかんたんに説明しましょう。

脳には「海馬《かいば》」と呼ばれる場所があり、この海馬が記憶の貯金箱になっています。私たちは、日々の暮らしで受け取る膨大な量の情報をこの貯金箱にため（記銘）、知識としてもち（保持）、必要なときに必要な知識を呼び出し（再生）て、生活しています。

しかし、この海馬という貯金箱が壊れてしまうと、新しい情報を貯金箱にためること自体ができなくなります。ですから、「最近の新しい情報をすぐに忘れてしまう」と言いましたが、正しくは「最近の新しい情報を覚えられない」と言ったほうがいいかもしれません。

いうなれば、新しい情報が貯金箱に入らず、どんどんこぼれ落ちてしまっているのが、認知症の人の脳なのです。

他方、健忘症によるもの忘れは、必要なときに必要な知識を呼び出すことがうまくできないことから起きます。データベースが整理されていないからすぐに名前が思い出せないという例を述べましたが、これは健忘症による症状なので、認知症を心配する必要はありません。

「もの忘れ」とひと口に言っても、認知症によるものと、健忘症によるものは、その起きる仕組みや忘れ方が違います。こうした違いを理解していれば、認知症のもの忘れに気づきやすくなります。ぜひ、もの忘れの「忘れ方」にも注意を払ってみてください。

MCIか認知症かは明確に線引きできない

私たち医師も、来院された患者さんに対しては、問診で話を聞きながら、健忘症によるもの忘れなのか、認知症によるもの忘れなのかを注意深く判断します。

　また、もの忘れ以外の「意欲がわかない」「幻覚が見える」「徘徊《はいかい》する」など、他の症状があるかどうかについても確認します。健忘症によるもの忘れと、認知症が疑われるもの忘れが混在しているようであれば、「ＭＣＩか、軽度の認知症かな」などと目星をつけます。

　次に、「長谷川式簡易知能評価スケール」や「ミニメンタルステート検査（ＭＭＳＥ）」といった10分程度でできるスクリーニング検査を受けてもらいます。

　これらはどういった検査かと言うと、たとえば、最初に3つの品物を覚えてもらいます。それから別の話をして、しばらくしてから先ほど覚えてもらった3つの品物を言ってもらうといったものです。

「今日は何月、何日、何曜日ですか？」などと聞く「時間の見当識《けんとうしき》」の検査もよく行われます。何月かは覚えていても、日にちや曜日を間違える、忘れてしまっていることがあります。もちろん、健康な人でも日にちや曜日を間違えることはあるので、それだけで判断することはできません。

　本章ではＭＣＩと認知症の違いや、健忘症と認知症の違いを見てきましたが、正常、

MCI、認知症という3つの状態には連続性があり、明確に線引きできるものではありません。正常かMCIか、MCIか認知症かは、オーバーラップしています。

認知症を診断する、より確度の高い検査方法としては、「MRI（Magnetic Resonance Imaging：磁気共鳴画像）検査」や「脳血流SPECT（スペクト）検査」など、脳を撮影し、その画像を見て診断する方法があります。

ただし、こうした画像診断による検査方法であっても、正常、MCI、認知症を明確に線引きすることはできません。たとえば、認知機能の低下レベルはMCI程度だけれども、画像を見ると認知症の人の脳とほとんど変わらないというケースもあるからです。

私たち医師は、明確な線引きはできないという前提に立ち、患者さん一人ひとりを様々な角度から診て、診断や治療を行っていきます。

もの忘れ以外の兆候「興味関心の減退」

認知症には、もの忘れ以外にも、「いろいろなものに対する興味関心がなくなる」「これまで興味があったことへの興味がなくなる」といった兆候もあります。いろいろなものに興味関心がもてなくなるというのは、認知症を引き起こすリスク因子（原因）の1つです。

そして、認知機能の低下が始まっているMCIになると、興味関心をさらにもちにくくなり、認知症が進むにつれて興味関心がどんどん減退していきます。

つまり、興味関心がなくなるというのは、認知症の原因でもあり、結果でもあるのです。

こうした事例の典型的なパターンを紹介しましょう。

現在の60代、70代には、仕事人間だった人がたくさんいます。こうした仕事人間だった人が定年退職すると、何もやることがなくなってしまいます。仕事が趣味だったので、それ以外の趣味がありません。毎日テレビを見ながらゴロゴロしていると、認知機能が徐々に低下していきます。

興味関心がもてるものがない。その結果、身体を動かすこともなければ、頭も使わない。こうした生活を毎日続けていれば、脳の使われない神経細胞は弱っていきます。脳の神経細胞が弱るにつれて、脳の働きも悪くなっていき、思い出さなければならない大事なことまで思い出せなくなります。

定年退職した段階では健康だった脳の神経細胞も、使わないことで次第に弱り始め、ＭＣＩになり、さらに認知症へと進んでいくのです。

人間の脳には無数の神経細胞があります。この神経細胞が何らかの要因で弱ることでＭＣＩになり、神経細胞が完全に死んでしまうと認知症になります。一度死んでしまった神経細胞を生き返らせることはできません。

ただし、弱っている神経細胞であれば、予防して回復させることができます。弱っている神経細胞を元気づけてあげることはできるのです。

認知症になると回復が見込めないのは、脳の神経細胞がほとんど死んでしまっているから。一方、ＭＣＩは、脳の神経細胞がまだそれほど死んでおらず、弱っている状態であるため、元気づけてあげることで正常な認知機能に戻る可能性があるというわけです。

ＭＣＩが最も多いのは何歳代？

外来に来られる患者さんの大多数は、70歳以上です。80代が一番多く、次が70代で、90代は少なくなります。

65歳未満で発症する「若年性認知症」の人は少数ですが、います。世界的には20代で発症した事例もありますが、私が診た患者さんで一番若かった方は30代でした。「若年性」と言っても、50代、60代前半の人がほとんどです。

認知症は、ゆっくりゆっくり進行する病気なので、50代、60代でも、すでに病気の進行は始まっています。したがって、認知症予防の啓発という観点では、50代、60代でも

「早すぎる」ということはなく、認知症予防を始めることを推奨しています。

ＭＣＩが一番多いのは70代で、認知症が一番多いのは80代です。80代になってもＭＣＩのまま踏みとどまるか、認知症になってしまうか、が重要な分岐点となります。

70代でＭＣＩと診断された人は、そこから正常な認知機能に戻る可能性がありますが、80代でＭＣＩになってから正常な認知機能に戻ることは、私の経験上は、非常に少ないと言わざるを得ません。

現在の70代は、まだまだ若々しく、元気に暮らしている人が大半です。だから「自分は大丈夫だ。認知症の心配はない」と思っているのですが、知らず知らずのうちに、ゆっくりゆっくり進行するのが認知症です。60代、70代の元気なうちからＭＣＩに関する情報や知識を得て、できるだけ早く予防を始めることをおすすめします。

また、世の中には、認知症の予防方法に関して、間違った情報もあふれています。勝手に自己判断するよりも、一度、医療機関に行って相談し、科学的に適切な予防のアドバイスを受けて、それを日々実行するほうが賢明でしょう。

「医療機関は、敷居が高い」と感じる人が多いかもしれませんが、「もの忘れ相談」など、自治体が相談窓口を開設しているケースもあります。こうした相談窓口から医療機関を紹介してもらえることもありますので、70歳になったら一度、足を運んでみるとよいのではないでしょうか。

発見が難しい「アルツハイマー型」

認知症については、第3章で詳しく述べますが、実は、認知症は1つの病気ではありません。認知症は、「病気の症候群」であり、100種類ぐらいあると言われています。MCIは認知症の直前の状態ですから、厳密に言えば、MCIも同様に約100種類あるということになります。

だからと言って、100種類を全部知っておく必要はまったくなく、知っておいてほしいのは、次の4つのタイプです。

1　アルツハイマー型認知症
2　レビー小体型認知症
3　血管性認知症
4　前頭側頭型認知症

認知症で一番症例が多い、つまり患者数が一番多いのがアルツハイマー型認知症です。アルツハイマー型認知症が、認知症全体の6〜7割を占めています。

これまで述べてきたもの忘れという「記憶障害」は、どのタイプの認知症でも見られる症状ですが、レビー小体型認知症では、幻覚や妄想などの症状が出ることがあります。血管性認知症では、悲しくないのに泣いてしまう、あるいは、おかしくないのに笑ってしまうといった「感情失禁」と呼ばれる症状が出ることがあります。

それぞれのMCI段階でも、同様の症状が出ることがありますが、「見えないはずのものが見える」などと言い出したり、何を聞いても泣き出すようになったら、「これはおかしい」と家族が気づき、医療機関を受診するでしょう。このため、レビー小体型認知症や血管性認知症は、ＭＣＩの段階で発見しやすいと言うことができます。

一方、発見が難しいのがアルツハイマー型認知症のＭＣＩです。アルツハイマー型認知症は、誰もが明らかにおかしいと思うような症状がＭＣＩ段階で出ることは少なく、歩き方が不自然になるなどの運動系の障害もないため、健忘症によるもの忘れだと考えられて見逃されやすいのです。

「はじめに」で述べたように、現在、高齢者の認知症の人が６００万〜７００万人いるとしたら、ＭＣＩの人はそれ以上、おそらく１０００万人以上いるのではないでしょうか。仮に、その６割がアルツハイマー型認知症のＭＣＩだとすると、６００万人以上はいることになります。

この６００万人のうち、どれぐらいの人がＭＣＩであると診断されているかは、まったくわかりません。ただ言えるのは、おそらく何百万人もの人が、自分がアルツハイマー型認知症のＭＣＩであることを知らずに、そのまま生活を送っているということです。

本人が自覚することもできず、家族も気づかない。ここに大きな落とし穴があるのです。

MCIか否かを判断する「6つのチェックポイント」

認知症の6〜7割を占めるアルツハイマー型認知症は、MCIの段階で見つけるのが非常に難しいのですが、たとえば、次のチェックリストの中で該当するものが2つ以上あるなら、MCIが疑われます。

MCIのチェックリスト

□ 1 料理をする際、同じ献立が続いたり味つけが変わってきた
□ 2 服装の流行や季節感を考えるのが億劫《おっくう》になった
□ 3 話し始めてから、何を話そうとしたのか忘れてしまう
□ 4 洗濯をしたあと、干すのを忘れてしまうことがたびたびある
□ 5 小銭を出すのが面倒で、お札で会計することが多くなった
□ 6 興味や喜びを感じる機会が減ってしまった

このチェックリストは、私の長い臨床経験の中で、特に頻度が高い事例をもとに、早期発見に役立つものを6つ選んだものです。自分のチェックにはもちろん、両親や親戚、友人などの周囲の人たちをチェックするのにも活用できます。

それでは、それぞれ、どういう点が要注意なのか説明していきましょう。

MCIのチェックポイント

1　料理をする際、同じ献立が続いたり味つけが変わってきた

認知機能が低下すると、複雑で難しいことや、手間暇がかかることが面倒くさくなり、やりたくなくなってしまうということがあります。料理はこうしたことの典型であり、かつ毎日行うことなので、チェックしやすいと考え、リストに入れました。

夫婦2人のときには手の込んだ料理をつくっていたのに、パートナーを亡くし、1人になったとたんに料理をしなくなったという高齢者も多くいます。

若い人でも一人暮らしだと「自分だけだから」と料理をせずに、インスタント食品やスーパーやコンビニの惣菜ですませるなど、食事がいいかげんになりがちですが、これ

は高齢者も同じです。

また、もの忘れがあると、調理中に塩や砂糖を入れ忘れたり、逆に塩を2回入れてしまったりして、味が変化してきます。こうなると、当然ながら、美味しい料理にはなりません。料理を美味しくつくれなくなったことで、かんたんな料理しかつくらなくなる、同じ料理ばかりになるということもあります。

MCIのチェックポイント

2 服装の流行や季節感を考えるのが億劫になった

外出をする機会が多ければ、自然と人目を気にすることになりますが、外出しなくなると、「どうせ自宅にいるだけだから」「誰とも会わないから」などと服装に気を使わなくなります。おしゃれにとても気を使っていた女性が、服装や化粧に気を使わなくなったとしたら要注意です。

いろいろなことへの興味関心が薄れてくると意欲も低下してきますので、いっそう、「服装などどうでもいい」と考えるようになります。

季節の移り変わりに関しても興味関心がなくなると、着るものや食べるものも年中同じになります。暑くなってきたのに長袖を着ている。逆に、朝晩寒くなってきたのに半袖姿で外を歩いている。こうしたことも、認知機能が低下し始めている兆候です。

MCIのチェックポイント

3　話し始めてから、何を話そうとしたのか忘れてしまう

ちょっとした雑談であっても、話している途中で自分が何を話したかったのか忘れてしまう。あるいは、話し終わったとたんに、自分が何を話したのかを忘れてしまう。こうしたことがあったら、認知機能の低下が疑われます。

同じ話を何度もするのも、認知機能の低下によるものと考えられますが、自分では同じ話をしているつもりはないので、自分で気づくのは難しいかもしれません。

相手が同じ話を何度もしたり、質問されて答えたのに、また同じ質問をしてくるといったことがあったら、話し相手の認知機能の低下が疑われます。

MCIのチェックポイント

4　洗濯をしたあと、干すのを忘れてしまうことがたびたびある

若い人でも洗濯物を干し忘れてしまうことはあります。しかし、たびたび忘れてしまうようになると注意が必要です。洗濯物を干したり、たたんで片付けたりするのは、おばあちゃんが担当することが多いので、こういう事例も入れてみました。

コンロの火をつけっぱなしにしてしまい、鍋やフライパンを焦がしてしまう。風呂や流しの水を出しっぱなしにして忘れてしまう。こうしたことも、1回だけなら心配いりませんが、たびたび起きるようになったら要注意です。

MCIのチェックポイント

5　小銭を出すのが面倒で、お札で会計することが多くなった

認知機能が低下すると、判断や行動に時間がかかるようになります。いろいろなことが、以前のようにテキパキとできなくなるのです。

レジで会計をする際、後ろに何人も人が並んでいると、「小銭を数えて出すのに時間がかかってしまうと、後ろの人に迷惑をかけてしまう」という思いから、出しやすいお札だけで会計をするようになります。

お札で支払うと、お釣りを小銭でもらうことになるため、財布がいつの間にか小銭でいっぱいになります。財布が小銭ではち切れそうになっていたら、認知機能の低下が疑われます。

病院の会計でも、小銭も使ってきちんと支払いができていた人が、お札だけで支払うようになると「認知症、要注意」だと言われています。

海外に行ったとき、お釣りでもらったコインを支払い時には使えず、どんどん財布にたまってしまったという経験がないでしょうか。認知症の人も、これと同じように、小銭の金額とその価値がパッとわからず、さらに計算が素早くできないために、お札で支払うことを選んでしまうのです。

ちなみに、キャッシュレスによる支払いも増えていますが、いちいち計算せずに支払えるのは便利である一方、脳を使わないので認知症予防にとってはあまり良いことではありません。また、高齢者がキャッシュレス社会についていけるのかも心配です。

MCIのチェックポイント

6　興味や喜びを感じる機会が減ってしまった

前述したように、現在の高齢者の中には、仕事人間だった人が多くいます。そんな仕事人間だった人には、これといった趣味も、やりたいこともありません。定年後に新たな趣味をもとうと何かを始めても、なかなか長続きしないということもあります。

定年延長で働き続ける人もいますが、役職はなくなり、これまで部下だった若い人の下で働かなければならなくなります。しかも、給料は激減。ストレスは逆に増えます。

高齢者になると、家族や友人、知人を亡くすことも増えます。これは、会話をする相手が減っていくということです。高齢になると、歳を重ねるごとに、いろいろなものを失っていくばかりです。これまでできたことが、できなくなることも多々あります。

ＭＣＩの人たちと話していると、「情けない」と嘆かれることが多々あります。当たり前にできたことができなくなった自分が情けないという思いが強くあるのでしょう。

現在、高齢者が置かれている環境を、もう少し理解してあげてもいいのではないでしょうか。毎日の生活の中で、生きがいを見つけるのは、かんたんなことではないのです。

コラム

「高齢者と運転」を認知症から考える

昨今、高齢者に対して、ごく当たり前のことのように、車の運転免許証の自主返納が叫ばれています。免許証を返納してしまうと、当然ながら、車の運転ができなくなります。

都市部であれば、電車やバスなどの公共交通機関がありますので、車がなくても生活に困ることはありませんが、地方では車なしには生活が成り立ちません。

私が住んでいる鳥取県なども、公共交通機関が充実していませんので、車がないと病院に通うことも、買い物に行くこともできません。

また、現在の高齢者の中には、「車が生きがい」という人もいます。「いつかはクラウンに」という宣伝文句がありましたが、現在の高齢者がバリバリ活躍していた高度経済成長期には、車を所有することがあこがれであり、1つのステータスでした。

車を運転することが趣味や生きがいという人にとって、運転免許証を自主返納するということは、趣味や生きがいを奪われることに等しいのです。運転免許証の自主返納には、そうした側面があるということも知ってほしいと思います。

もちろん、危険な運転をして、人にケガをさせてしまうことは許されません。重度認知症になってしまったら、無条件に運転免許証を自主返納すべきだと私も思います。

しかし、アルツハイマー型認知症のMCIや軽度認知症であれば、運動機能の障害はなく、せいぜい道を忘れてしまう、行き先を忘れてしまうといった程度です。家族が助手席に乗るなどして、道案内などをすれば何の問題も起こりません。

危険運転につながるような症状がないのであれば、運転が趣味だという人はもちろん、車なしには生活ができない人に対しても、やみくもに運転免許証の自主返納を求める必要はないのではないでしょうか。

運転に悪影響がある認知症、ない認知症

アルツハイマー型認知症の症状は、軽度であれば車の運転に悪影響をあまり与えませんが、逆に、危険運転につながりやすい症状を引き起こす認知症もあります。それが、前頭側頭型認知症です。

前頭側頭型認知症では、様々なことに対して我慢ができなくなり、「独りよがり」になるという症状を発症する人がいます。

たとえば、「信号が赤だったら、あなたはどうしますか？」と聞くと、「先生、何を言っているんですか。赤信号は止まるに決まっています」と答えます。しかし、いざハンドルを握ると、我慢ができずに赤信号でも止まらず、車をそのまま走らせてしまう人がいます。

また、知り合いの医師からこんな話を聞いたこともあります。

前頭側頭型認知症の患者さんが車を運転していたところ、パトカーが前に見えてきました。パトカーは制限速度を守って走っていますので、だんだん近づいてきます。パトカーが自分の目の前になり、しばらく後ろを走っていたのですが、突然、「パトカーが遅い！」と言って追い抜いてしまったそうです。もちろん、前頭側頭型認知症を罹患しているこの運転手は、速度超過でその場で捕まりました。

こうした危険運転をしてしまう可能性がある前頭側頭型認知症の人は、ＭＣＩや軽度認知症であっても運転免許証を自主返納して運転をやめたほうがいいのは言うまでもありません。

このように認知症の症状にも様々あります。現在は、75歳以上の人が運転免許を更新する際、認知機能検査が義務づけられており、「認知症の可能性あり」と診断されると、免許を更新することができず、免許停止、あるいは免許取り消しになります。

医師が認知症という診断を下すと、認知症のどのタイプなのか、どの段階なのかは、まったく考慮されることなく、車の運転は原則禁止となります。

しかし、こうして一律に決めてしまうのではなく、もう少しきめ細かい法制度にしてほしいと思っているのは私だけではないでしょう。

地方の高齢者の場合、車を運転して遠方に行くことはほとんどありません。畑仕事や通院、買い物のために決まった道を運転することが多いわけです。そうであるなら、アルツハイマー型認知症の人であっても危険運転につながることはありません。

海外では、「限定免許」という制度があります。これは、地域を限定して、その地域内だけ運転できる免許です。この限定免許などは、日本でも十分に実現可能な制度なのではないでしょうか。

第2章

なぜ軽度認知障害に陥るのか？

脳の神経細胞は、わがままで、ぜいたく

本章では、軽度認知障害（ＭＣＩ）がなぜ起きるのか、そのメカニズムについて解説します。

ＭＣＩが起こる原因は、脳の神経細胞が元気を失い、弱ってしまうことです。

細胞が加齢（老化）によって弱まるのは、脳の神経細胞に限ったことではありません。人間の身体は約60兆個もの細胞の集合体なのですが、加齢によって少しずつ細胞の機能が弱っていきます。

たとえば、細胞分裂によって細胞は増殖しますが、この分裂機能も加齢とともに弱っていきます。「細胞が弱る」＝「細胞の機能が低下する」ということです。

脳の神経細胞は、身体中の他の細胞に比べて、大量のエネルギーを必要とします。つまり、「わがままで、ぜいたくな細胞」なのです。その証拠に、人間が必要とする糖分の大半は脳が消費しています。

糖分はすぐにエネルギーとして使えますので、即効性があって、栄養価も高い。ですから、糖分が不足することで脳の神経細胞が弱ることもあります。

脳は、言ってみれば、飛行場の管制塔みたいなものです。管制塔がその都度、的確な指示を出さなければ、どんなにパイロットが優秀であっても、飛行機が高性能であっても、安全に飛行機が飛び立つ、あるいは着陸することができず、事故が起きます。

飛行場全体のことを把握したうえで、各飛行機に適切なタイミングで的確な指示を出すという重責を担っているのが管制塔であり、人間の身体で同様の重責を担っているのが脳なのです。だから、わがままや、ぜいたくが許されるのでしょう。

「使わない」神経細胞が死んでいく

そんな脳の神経細胞が弱っている状態がＭＣＩですが、何もしなければ脳の神経細胞がさらに弱っていき、ついには死んでしまいます。

軽度認知症は、死んでしまった神経細胞と弱っている神経細胞が混在している状態。重度認知症は、神経細胞の100％近くが死んでしまっている状態です。中等度認知症は、その中間ということになります（もちろん、前にも述べた通り、それぞれを明確に線引きすることはできません。あくまで目安としての考え方です）。

神経細胞は、加齢によって弱っていくと言いましたが、他にも弱っていく場合があります。それは、「使わない」ことで弱っていく場合と、「ダメージを受けて」弱っていく場合です。

まず、「使わないことで弱っていく場合」について説明しましょう。

正常な人の身体の神経細胞であっても、使わないと弱って死んでいきます。だから、毎日、人間の神経細胞は次々と死んでいっています。ただし、使わない神経細胞が次々と弱って死んでいっても、私たちの日常生活に支障をきたすことはほとんどありません。なぜなら、神経細胞は膨大にあるからです。

会社などの組織でも、使わない書類や機械は捨てられますし、無駄飯を食っている人や部署があれば淘汰《とうた》されると思います。それと同じで、人間の身体においても、使わない神経細胞は、自然の摂理として排除されていきます。人間も生き物ですから、生き延びていくためには適者生存、最善の選択が行われるのは当然のことでしょう。

「使わない神経細胞が弱って死んでいくのだとしたら、使えば死なないのではないか」

こう考えた人がいるかもしれません。まさにその通りです。

「使わない」神経細胞が弱って死んでいくということは、裏を返せば、「使っている」神経細胞は弱ることなく死なないということです。

つまり、使っていない神経細胞を使うようにすることが、弱った神経細胞を元気づけることになるのです。

毎日の生活が判で押したように決まり切った行動ばかりだと、使わない神経細胞が多くなり、それだけたくさん弱って死んでいきます。

逆に、日々新しいことに挑戦したり、非日常的なことをする、たとえば旅行に行くなどすると、これまで使っていなかった脳の神経細胞を使うことになり、弱っていた神経細胞を元気づけることができます。

いろいろなことに興味関心をもち、様々なことに新たに挑戦することが、脳の神経細胞を刺激し、元気づけるのです。

「ダメージを受けた」神経細胞も死んでいく

次に、脳の神経細胞が「ダメージを受けて弱っていく場合」について説明しましょう。

ダメージとは、たとえば、頭を強く打つなどの物理的外傷によるダメージが考えられます。高齢になると足腰が弱くなるため、転倒することがあります。こうした転倒時や交通事故などで頭を打ってしまうと、脳の神経細胞がダメージを受け、弱って死んでいくことがあります。

ただし、圧倒的多数なのは、生活習慣病と言われる病気によるダメージです。

たとえば、生活習慣病によって「脳の血の巡りが悪くなる」「神経細胞の代謝に悪影響が出る」ことで、神経細胞がダメージを受け、弱り、死んでいきます。

生活習慣病の中でも、特に認知症に悪影響を与えるのが、「高血圧（症）」「糖尿病」「脂質異常症（コレステロール値が高い病気）」の3つです。

これらの病気に共通するのは、血管を傷つける、血管が硬くなり弾力性がなくなる「動脈硬化」を引き起こす、脳の血の巡りを悪くするなど、血管や血流に大きな悪影響を与える点です。

血液中には多くの栄養が含まれており、これらの栄養を身体のすみずみに運ぶために血管が身体中に張り巡らされています。しかし、血管や血流に問題があると、十分な栄養が身体のすみずみまで運ばれなくなります。

脳の神経細胞はとてもぜいたくな細胞ですから、血液の流れが悪くなり、栄養補給が十分になされなくなるとダメージを受け、弱って死んでしまうのです。

生活習慣病は、認知症のリスクも高める

脳の栄養は、ブドウ糖などの糖分だと言われています。糖尿病は、その糖分の利用障

害を引き起こす病気です。血液中の糖分が増えると血糖値が高くなり、その高い状態が続くのが糖尿病です。

血液中の糖分は、脳をはじめとした身体中の各細胞の栄養となります。ですから、血糖値が高い、つまり血液中の血糖が多いことは、一見、悪いことではないように思えます。

しかし、「過ぎたるは猶《なお》及ばざるが如し」と言うように、必要以上に血液中に糖分があることで、かえって血管が傷つけられてしまうのです。

糖尿病になると、血液中には必要以上の糖分があるにもかかわらず、身体中の各細胞に糖分が行き渡らなくなります。さらに重度の糖尿病になると、脳の神経細胞に糖分がほとんど届かなくなり、栄養不十分となった脳の神経細胞は弱って死んでいきます。

糖尿病は、脳に対して非常に悪い影響を与える病気なのです。

高血圧、糖尿病、脂質異常症といった生活習慣病をもっている人は、その病気を適切にコントロールすることが大切になります。高血圧であれば血圧、糖尿病であれば血糖値、脂質異常症であればコレステロール値を適切にコントロールすることができれば、脳の神経細胞への悪影響も最低限に抑えられます。

しかしながら、現実には、このコントロールがなかなか難しいのです。私たち医師が、食事療法や運動療法などのやり方を説明し、実行してもらうようにお願いしても、そのときは「よくわかりました。今日からやります」などと言っておきながら、次の血液検査でも一向に数値が良くなっていないという人がたくさんいます。

生活習慣病を持病としてもっている人は、血圧や血糖値、コレステロール値を継続的にきちんとコントロールしていないと、認知症になるリスクが間違いなく高まります。このことは、どんなに強調しても強調しすぎということはありません。

ちなみに、近年、「糖質フリー」「糖分ゼロ」などと銘打たれた商品が続々と発売されています。しかし、「糖」は人間にとって欠かせない栄養分です。糖の摂取を極端に減らすことは、人間の身体にとってあまり良いことではありません。

炭水化物＝糖というわけではありませんが、同様に、炭水化物をまったくとらない、あるいは極端に減らす「炭水化物ダイエット」も、私はまったくおすすめしません。

夕食時だけ炭水化物をとらない程度なら良いかもしれませんが、３食すべてで炭水化物ゼロというのは、明らかに栄養バランスを欠いていますので危険性があります。

メタボ（メタボリックシンドローム）が気になる中高年にとっては、ダイエットも大事ですが、ある栄養素をまったく摂取しないというのは、やりすぎです。

また逆に、ある栄養素が健康に良いからと、極端に多く摂取することも栄養バランスを欠くという点では同じです。危険性がありますので注意してください。

「予防はできない」と思われていた認知症

２０１７年、医学誌『Lancet』に「生活習慣などを改善することで認知症の発症リスクが35％下げられる」という研究論文が掲載されました。

私はこの論文を読んだとき、驚くとともに、非常にうれしかったのを覚えています。

認知症のことをよく知らない人たちは、「認知症の発症リスクが35％下げられる」と言われても、「たったの35％か」と思われるかもしれません。

しかし、私のように30年以上、認知症の臨床に携わっている人間にとっては、「35％も発症リスクを下げられるなんてすごい！　何て画期的な研究なんだ」と、驚嘆に値することなのです。

この論文が発表される数年前まで、今からほんの10年ぐらい前までは、認知症は「治療できない」「予防もできない」修正不可能な病気だと言われていました。権威ある医療関係者たちは、「認知症は予防できない」と言い切っていました。


かつて私が初めて外来で診た患者さんは、重度の認知症でした。話をしてもまったく会話になりません。脳波を検査するために電極を頭に取り付け、「検査が終わるまで外さないでくださいね」とお願いすると、「はい、わかりました」と言ってくれるのですが、検査が始まる直前になると電極をすべて外してしまいます。

電極を頭に付け直し、「検査が終わるまで外さないでくださいね」と再びお願いし、「はい、わかりました」と言うので検査を始めようとすると、また電極を手でむしり取ってしまいます。こうしたことが何度も繰り返されます。

「認知症とは、何と大変な病気なのか」

そう実感するとともに、これから先のことを思うと、「こんな大変な病気を研究するのか」と暗澹《あんたん》たる気持ちになったことも正直ありました。

今思い返すと、なぜそんなことを思ったのか不思議なのですが、「認知症は、最初からひどい症状が出る病気なのだ」と思っていたのです。

脳が萎縮している画像などを見れば、もう治すことができないことは一目瞭然です。だから、多くの医師が、予防もできないと思ってしまったのも無理からぬことだったのです。

予防の可能性を感じた疫学調査

私は、医師になりたてのころ、恩師の指示で、鳥取県大山町《だいせんちょう》で地域住民を対象に行われた認知症に関わる疫学調査に携わりました。

この疫学調査では、同じ人の病状の経年変化を追跡する調査も行いました。ある人は、最初は軽い認知障害しかありませんでした。ところが、次の年、その次の年と経過を追っていくと、どんどん症状が悪くなり、私が初めて外来で診た患者さんのような症状になってしまいました。

「そうか、最初からひどい症状が出るわけではないんだ」

このことは、私にとって大変大きな気づきでした。最初は軽い認知障害から始まって、次第に悪化し、ひどい症状になるのだとしたら、何かしら予防対策があるのではないか。

もちろん、このときは、いったいどんな予防対策があり得るのか、皆目見当がつきませんでしたが……。

私はこうした調査や研究にも携わっていたため、いろいろな認知症の患者さんを診る機会がありました。一方、一般的な医師は、外来に来られる患者さんしか診ません。外来に来られる患者さんのほとんどは重度か中等度の認知症です。

また、重度の認知症の患者さんは、精神科を訪れることもあります。このため、精神科の医師は、手をつけられないようなひどい症状の患者さんばかり診ることになり、私たち以上に、認知症は治らない、予防できない病気であるという印象が強かったと思います。

当時の認知症をテーマとする学会で、「認知症は予防できる」などと口走ろうものなら、中世の暗黒時代のように、学会から抹殺されかねない、ちょっと大げさかもしれませんが、そんな状況でした。

だから、臨床研究に関する世界的な医学誌である『Lancet』に「認知症の発症リスクが35％下げられる」という研究論文が掲載されたことは、私にとって驚きであり、これ以上ないほど、うれしいことだったのです。

認知症の発症リスクを抑えられる割合は、3年で「35％→40％」に向上した

それでは、『Lancet』に発表された論文の内容について紹介しましょう。まず、この

論文は２０１７年に発表されたあと、さらなる研究結果を踏まえて、２０２０年に新たな論文として発表されています。

つまり、「２０１７年版」と「２０２０年版」があるということです。相違点がいくつかありますが、最大の違いは、認知症の発症リスクを「35％」下げられるとなっていたのが、「40％」に変更されたことでしょう。

研究が進んだことで、わずか3年間で5％もアップしました。認知症の発症リスクを40％も下げられるようになったのは非常に喜ばしいことであり、今後さらに研究が進めば、もっと発症リスクを下げられるであろうという期待を抱かせます。

また、２０１７年版には、「修正可能な要因が35％、修正不可能な要因が65％」と書かれていました。しかし、２０２０年版では、「修正可能な要因が40％、原因不明な要因が60％」という表現に変わりました。「原因不明な要因」という表現に変わったのは、修正可能な要因が今後も増えていくと論文の執筆者が考察しているからだと私は考えています。

12の「認知症リスク因子」とは？

この論文では、ライフステージを「若年期（45歳未満）」「中年期（45〜65歳）」「高齢期（66歳以上）」の3つに分け、それぞれの時期ごとに「認知症リスク因子」を示しています。

ライフステージによって認知症リスク因子が異なるという点は、予防にとっても非常に大事なポイントです。

たとえば、高血圧や糖尿病など、一般的な病気であれば、年齢によってリスク因子が変わるということはありません。しかし、認知症の場合には、ライフステージによってリスク因子が変わることが研究でわかったということだからです。

それでは、2020年版の論文で示されている12のリスク因子と、それぞれの発症リ

12の認知症リスク因子

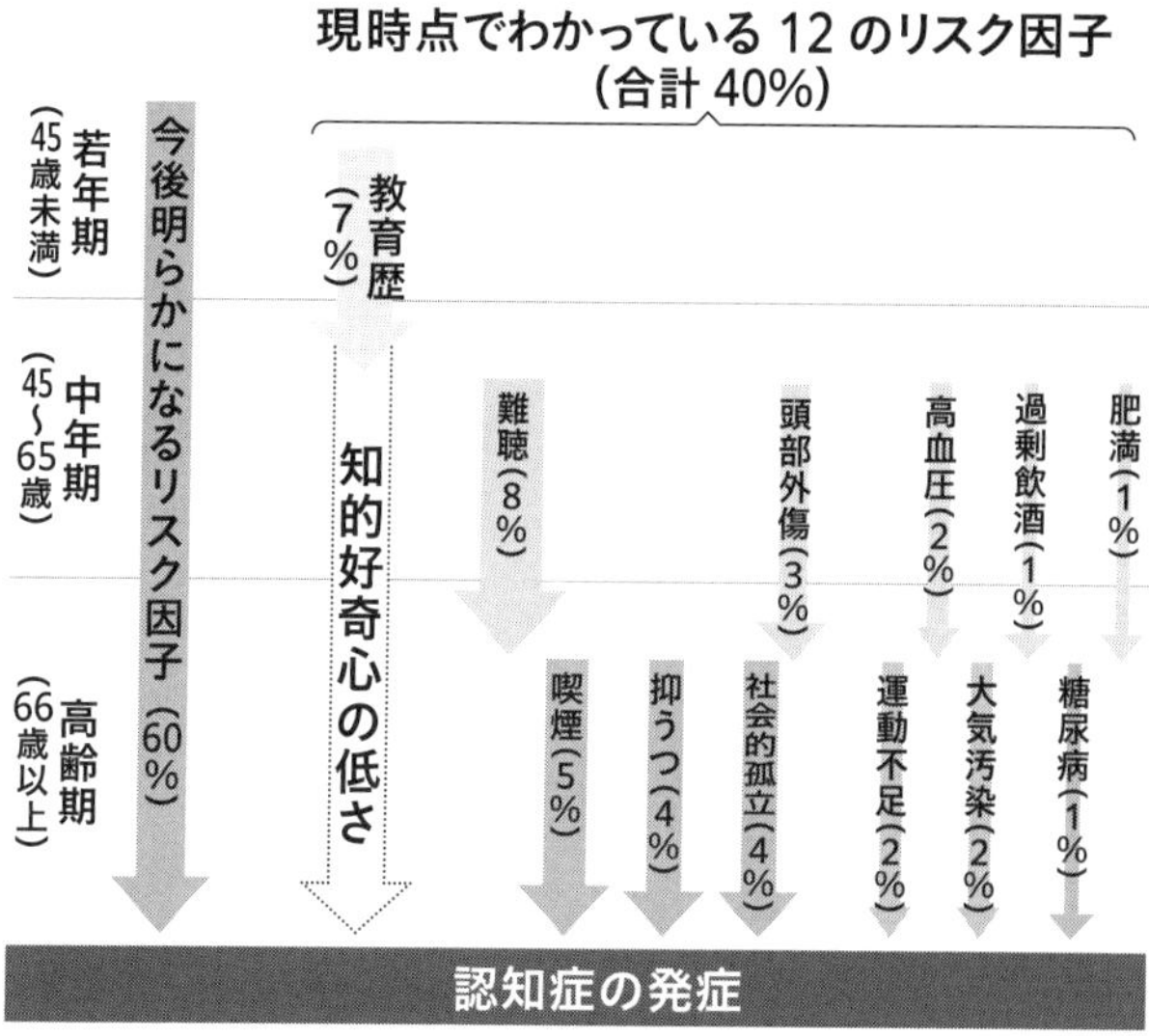

スクについて見ていきましょう。

まず若年期ですが、リスク因子として「低学歴」があげられています。低学歴を解消することができれば、発症リスクを7%下げることができます。

中年期のリスク因子としては、「難聴」「頭部外傷」「高血圧」「過剰飲酒」「肥満」の5つがあげられています。頭部外傷と過剰飲酒は、２０２０年版で新たに加えられたリスク因子になります。

発症リスクが最大なのは、難聴の８％。これは12あるリスク因子中で最大です。

高齢期のリスク因子としては、「喫煙」「抑うつ」「社会的孤立」「運動不足」「大気汚染」「糖尿病」の６つがあげられています。

若年期はリスク因子が１つで発症リスクが７％、中年期はリスク因子が５つで発症リスクの合計が15％、高齢期はリスク因子が６つで発症リスクの合計が18％となっています。

これらすべてを足し合わせると40％となり、これらを解消すれば認知症の発症リスクを40％下げられる可能性があることを示しています。

「低学歴」が認知症に悪影響を与える？

それでは、若年期の「低学歴」から順番に、リスク因子である理由や予防対策などについて説明していきましょう。

若年期の低学歴が、認知症の発症と関係があると言われても、多くの人はピンとこないかもしれません。脳の神経細胞を使わないと弱って死んでしまい、認知症になると述べましたが、低学歴の人は、勉強をあまりしないため、若年期から死んでしまう脳の神経細胞が多くなってしまいます。

逆に、高学歴の人は、それだけ若年期から勉強をしてきた、脳の神経細胞を使ってきたことになりますので、中年期や高齢期になっても、多くの脳の神経細胞が元気なままです。

論文では、若年期の低学歴だけがリスク因子となっていますが、中年期や高齢期になっても勉強を続けていれば、認知症になりにくくなるのは明らかでしょう。

また、勉強でなくとも、知的好奇心をもって、いろいろなことに興味関心をもって、様々なことを学んでいれば、同様に認知症になりにくいと言えます。

若年期によく勉強した高学歴の人は、その後も脳の神経細胞の多くが元気なまま維持されており、このため、中年期や高齢期に少しずつ弱って死んでいくにしても、認知症になるまでには長い期間がかかります。

一方、若年期にあまり勉強しなかった人は、元気な脳の神経細胞が少ないため、中年期や高齢期に脳の神経細胞が弱って死んでいくと、あっという間に認知症になってしまいます。

こうしたことも含めて、低学歴が7％という比較的高い発症リスクになっているのではないでしょうか。

ただ、日本は発展途上国などに比べれば義務教育が非常に充実していますので、若年期の低学歴はそれほどリスク因子として影響していないのではないかと言われています。

「難聴」が最大の発症リスクである理由

12あるリスク因子のうち、8％と最大の発症リスクなのが、「難聴」です。

私も初めて論文を読んだとき、難聴が最も発症リスクが高いという記述を見て非常に驚きましたが、すぐに「よく考えれば、そうかもしれない」と納得しました。

たとえば、聴力が低下して「耳が遠くなる」と、テレビを見ていても音量を大きくしないと聞こえなくなります。大音量のテレビは、一緒に暮らす家族にとっては非常にうるさく感じられ、「もう少し音量を下げてよ」などと言われてしまいます。

音量を下げると、今度は何を言っているのか聞こえなくなるため、まったく面白くありません。その結果、テレビを見なくなります。

地域の会合などに行っても、他人が話していることがよく聞こえません。１度や２度であれば、「もう一度言ってもらえますか」などと聞き直すこともできますが、誰かが話すたびに聞き直していたら、みんなからうっとうしがられることでしょう。その結果、会合にも足が向かなくなります。

耳が遠くなった難聴の高齢者と話した経験は誰にでもあると思います。大きな声で話さないと相手に聞こえないため、大きな声で話すのですが、10分も会話をしていると疲れてしまいます。このため、家族であっても、いつしか必要最低限の会話しかしなくなってしまいます。その結果、会話が減ってしまいます。

こうしたことが認知機能の低下に影響を与えることは、私も理解していたので、難聴が最大の発症リスクであるということもすぐに納得できました。

ひと昔前までは、補聴器をつけるのは、聴力がかなり低下してからでした。しかし、現在では、聴力が少し低下した程度の早い段階から、認知症予防のために補聴器をつけることをアドバイスしています。

補聴器がより小型化され、デザインや性能が良くなったこともあり、つける高齢者の抵抗も減ってきています。

また、手足の動きが悪くなり始めたらリハビリテーションを行って機能の回復をはかるように、聴力が低下し始めた段階ならば、「聴力のリハビリテーション」が可能なのではないかという発想から、現在、研究が進められています。

「頭部外傷」は中年期に限らず要注意

中年期のリスク因子として次に発症リスクが高いのは、3%の「頭部外傷」です。

頭部外傷とは、先述した通り、転んで頭にケガをすることなども含めて、脳の神経細胞にダメージを与えるような外傷全般のことです。

以前からよく知られていたのが、「ボクサーブレイン」です。ボクシングでは、繰り返し脳に強い衝撃を受けます。これが脳に悪影響を与えることになります。

ボクシングに限らず、頭部外傷や、脳の神経細胞にダメージを与えるようなスポーツは、若年期であっても注意が必要です。なぜなら、若いときの頭への衝撃、脳へのダメージが中年期以後になって現れてくる可能性も十分にあるからです。

論文で、頭部外傷が中年期のリスク因子となっているのは、統計上、有意な数値が得られたのが中年期だけだったから、という可能性も考えられます。

いずれにしても、頭（脳）は人間にとって、飛行場の管制塔のような役割を担う非常に重要な場所です。オートバイや自転車を運転するときなども必ずヘルメットを着用するなど、頭を守るために常に注意を払うのは大切なことなのです。

「過剰飲酒」は脳の萎縮を速める

中年期のリスク因子として３番目に発症リスクが高いのは、２％の「高血圧」です。

高血圧が認知症のリスクになることは、先ほど生活習慣病の1つとして言及しましたので、ここでは説明を割愛します。

中年期のリスク因子として4番目に発症リスクが高いのは、1％の「過剰飲酒」と「肥満」です。

まず、過剰飲酒ですが、これはかんたんに言えば、お酒の飲みすぎのこと。1日の適量は、日本酒なら1合、ビールならロング缶1本、ワインならグラス2杯弱と言われていますが、毎日、晩酌をする人で、これを守れる人はかなり少ないのではないでしょうか。ついつい2杯、3杯と飲んでしまいますが、こうした過剰飲酒は、1％とは言え、認知症の発症リスクであることが科学的に証明されています。

そもそもアルコールには、神経毒性があります。このため、脳の神経細胞にダメージを与えて、脳の萎縮を速めます。アルコールを過剰摂取している人は、そうでない人に比べて脳の萎縮スピードが速くなるのです。加齢によって脳の神経細胞が次第に弱り、死んでいくと、脳が縮んでいきます。

神経細胞は脳における主役なのですが、グリア細胞（神経細胞以外の細胞）や血管など、神経細胞を支える脇役もたくさんいます。主役が衰えれば、当然、こうした脇役も衰えていきますので、脳全体が縮んでしまうのです。

骨で言えば、骨粗しょう症などで骨自体が縮んでいくだけでなく、骨と骨との間にある椎間板《ついかんばん》といった支持組織も老化現象によって衰え、縮んでいきます。だから、高齢になると「背（身長）が縮む」ということが起きるのです。

また、アルコール摂取――飲酒は、先ほど述べた生活習慣病のコントロールに悪影響を与えます。食事制限などをきちんと継続していても、1回アルコールを過剰に摂取してしまうと一気に数値が悪くなってしまいます。

脳の主役である神経細胞について、加えて述べておくと、神経細胞が新たに生まれるということは、基本的にはありません。死んでいく一方です。

ただ、最新の研究では、神経細胞の再生が可能になりつつあります。皮膚の細胞のように強い再生力が神経細胞にあるわけではありませんが、何らかの補助、補強を行うことで、弱い再生力でも再生できるようにする研究が進められています。

中年期は「肥満」が、高齢期は「やせすぎ」がリスクに

中年期のリスク因子として、「肥満」も1％の発症リスクがあります。肥満とは、体重が重いだけでなく、体脂肪が過剰に蓄積した状態のこと。肥満は、生活習慣病をはじめとした様々な病気のもととなるため、認知症のリスク因子にも数えられています。

ここで指摘しておきたいのは、肥満は中年期のリスク因子とされていますが、高齢期のリスク因子には含まれていない点です。つまり、肥満は、中年期にはリスクであるけれども、高齢期になるとリスクではなくなるのです。

この論文では、高齢期のリスク因子として示されていませんが、他の多くの論文で高齢期のリスク因子としてあげられているのが、肥満とは真逆の「やせすぎ」です。高齢

期になると、肥満であることはリスクではなく、やせすぎがリスクとなります。

このため、中年期には「肥満はリスク因子だから、やせましょう」と運動を促しますが、高齢期になっても同じように運動を続けてしまうと、逆効果になってしまう可能性があります。実際、高齢期に運動をやりすぎて、必要以上にやせてしまっている人が多くいます。

高齢期になると、食事の摂取量が少なくなり、体重が減ります。特に糖尿病の患者さんは、中年期には太っていることが多いですが、年齢とともにだんだんやせていきます。糖尿病によって、身体のすみずみの細胞にまで糖分を届けることができなくなり、細胞が弱って身体がやせてきてしまうからです。

また、高齢期になると、脂肪だけでなく筋肉もやせてきます。筋肉がやせてしまうと、転倒しやすくなります。

「転ばないようにね」

高齢者にこう声をかける人も多いと思いますが、高齢者も転びたくて転んでいるわけではありません。転ばないように気をつけていても、転んでしまうのです。

道を歩いていれば、ちょっとした段差はいたるところにあります。完全に平面なところばかりではありません。若い人でも、こうしたちょっとした段差につまずくことがあるでしょう。それでも、若い人が転ばないのは、転ばないように踏ん張る筋力があるからです。踏ん張る筋力がない高齢者は転んでしまいます。

したがって、高齢期には、筋肉がやせないように、筋力を落とさないようにすることが大事になります。その方法などについては、第4章で詳しく述べます。

転んで頭を打つと、脳へダイレクトなダメージを与える可能性もあります。これが大きなリスクであることはすでに述べました。

同等に怖いのが、足などの骨折です。高齢者が骨折してしまうと、治療のために入院することが多くなります。ベッド上で安静にしている期間が長くなればなるほど、身体だけでなく頭も働かせる機会が減りますので、脳の機能が低下していきます。

せっかく骨折が治って退院することになっても、そのころには認知機能が低下して認知症になってしまっているということが少なくないのです。

「喫煙」は百害あって一利なし

ここからは高齢期の認知症リスク因子になります。

高齢期のリスク因子として最も発症リスクが高いのが、5％の「喫煙」です。

タバコには「ニコチン」という成分が入っていることが広く知られています。ニコチンは、「アセチルコリン」という神経伝達物質をつくるのに必要な成分で、このアセチルコリンは記憶に関係する物質であるため、タバコは記憶に良い方向に働くと考えられていました。

「タバコは99害あるが一利ある」

私が医師になり、認知症の臨床研究を始めたころは、こう言われていました。この一利が認知症の予防です。タバコを吸うと認知症になりにくいと考えられていたのです。

私はこのことに疑問をもち、様々な研究を行い、これを否定する論文を書きました。

それ以来、タバコは認知症にも悪影響を与えることが認められ、「タバコは百害あって一利なし」と言われるようになりました。

当時は、「受動喫煙」という考えもありませんでしたので、そうしたことも、判断を誤らせた原因の1つではないかと思います。


タバコと認知症の関係に私が疑問をもったきっかけも、疫学調査でした。この調査では、認知症を発症した人と、発症していない人のタバコの摂取状況も調べていました。

しかし、タバコを吸う人が、吸わない人よりも認知症を発症していないという有意なデータ差はなく、データ上は、どちらも同じように認知症を発症していました。

つまり、タバコが認知症の防御因子になっているとは言えないということです。

海外でこれまで報告されていたような、喫煙者のほうが認知症になりにくいことを示すデータは、この調査では得られなかったと、私は論文に書きました。

その後、様々な研究によって、喫煙が認知症のリスク因子となることが判明し、『Lancet』に掲載された2020年版の論文では、発症リスク5%という高い数値になっています。

「抑うつ」と認知症の密接な関係

高齢期のリスク因子として２番目に発症リスクが高いのは、４％の「抑うつ」です。抑うつと認知症の症状は、よく似ています。このため、うつ病の人が、「もの忘れがあるから」と認知症の専門医療機関を訪れることもあれば、逆に、認知症の人が、「気分が落ち込んで困る」と言って精神科を訪れることもあります。

抑うつと認知症には密接な関係があり、鑑別診断が非常に難しいのです。実際、最初にうつ病という診断を受けて、治療を行っていくうちに、レビー小体型認知症であることがわかるケースもあります。認知症の症状として、うつ病の症状が出ることもあります。

認知症のリスク因子としての抑うつは、うつ的になると脳の神経細胞に悪影響を与えるということです。認知症予防では、何でも楽しくやることを重視します。楽しくないと感じることは、脳の神経細胞に良い影響を与えません。

うつになって、「生きていても仕方がない。早く死にたい」などと思っていて、うつうつとしている状態は、どう考えても脳の神経細胞に良い影響を与えません。ですから、うつ病になったことで認知症が進むということもあります。

厳密には、認知症とうつ病は別の病気ですが、両者の関係は複雑なのです。

「社会的孤立」につながる一人暮らしの功罪

高齢期のリスク因子として、抑うつ同様に発症リスクが4％あるのが「社会的孤立」です。社会的に孤立していると、会話する機会が少なくなる、何かあったときに援助が得られない、認知症の早期発見が難しいなど、認知症のリスクが高まることは言うまでもありません。

ただ、社会的孤立につながる一人暮らしと、社会とつながりにくい家族との同居のどちらが認知症にとって良いかは、なかなか一概に言えません。

たとえば、家族と同居している高齢者よりも、一人暮らしの高齢者のほうが、家事など、すべてのことを自分1人でやる必要があるため、認知症になりにくいと言われています。家族と同居している高齢者のほうが、介護施設などへの入所が早いという調査データもあります。

その一方で、一人暮らしの高齢者は、朝から晩まで誰とも話さずに1日が終わるということがあります。食事や服装がいいかげんになりやすく、認知症にとって悪い生活習慣になりやすいとも言えます。

逆に、高齢者の一人暮らしだからと、近所の人たちが声をかけてくれて、毎日、おしゃべりを楽しんでしている人もいます。

家族と同居していても、家族が仕事や学校に行ってしまって家に誰もいない時間が長ければ、会話をする機会は少ないかもしれません。また、会話がお決まりのパターンになってしまっていて、本当の意味での会話、認知症予防のための脳を使う会話になっていないということもあり得ます。

さらに、一人暮らしの高齢者は、電気をつけっぱなしにするなど、ミスをしても誰からも怒られません。他方、家族と同居していると怒られます。こうした家族に迷惑をかけるような行動のことを「ＢＰＳＤ（行動心理症状）」と呼びます。

電気やガスコンロの消し忘れといった同じＢＰＳＤがあったとしても、一人暮らしだと困る人がいませんから病院受診のきっかけになりません。逆に、家族と同居していると、家族が困るので早期受診につながります。

ただし、家族に包容力がないと、認知症だからとすぐに施設に入れられてしまうこともあります。当人にとってそれが良いことなのかは、わかりません。

このように、社会的孤立につながりやすい一人暮らしと、社会とつながりにくい家族との同居のどちらが良いのかは、かんたんには言えない側面もあるということは知っておいて損はないでしょう。

「運動不足」だからと間違った運動をしない

高齢期のリスク因子として４番目に発症リスクが高いのは、２％の「運動不足」です。

まだ科学的に証明されたとは必ずしも言えませんが、ある論文では、運動をしっかりやると海馬の萎縮を防ぐことができるだけでなく、海馬の容積が大きくなったと報告されています。

このように、運動することは良いことで、運動しない運動不足は、認知症をはじめとする様々な病気のリスク因子となることは間違いありません。

ただし、運動とひと口に言っても、いろいろな運動があるので、私は機会あるごとに、「間違った運動」をしないように注意喚起しています。

たとえば、「有酸素運動」をすることがとても大事で、これだけやっていればいいなど と、私からすれば間違ったことを言っている医療関係者もいます。

もちろん、有酸素運動が大事な運動であることに異論はありません。ジョギングやウォーキング、水泳など、有酸素運動は脂肪を分解してくれるので、メタボリック・シンドロームを解消するためには非常に有効な運動です。

しかし、有酸素運動をやりすぎると筋肉を弱らせてしまうことは、あまり知られていないのではないでしょうか。有酸素運動は、筋肉の中のアミノ酸を消費します。有酸素運動をやりすぎると、アミノ酸が欠乏し、筋肉がやせて衰えてしまうのです。

たとえば、ウォーキングマシンで1時間歩き、フィットネスバイクを30分こぎ、さらにプールに入って泳ぎ、非常に充実した顔で帰られる高齢者を見かけることがあります。しかしながら、これは明らかに有酸素運動のやりすぎです。

脂肪量や筋肉量の測定を定期的に行えば、その運動に効果があるのか、逆効果になってしまっているのか、数値が出るので誰でも理解できます。にもかかわらず、定期的な測定を行わずに、好きな運動を自己満足で続けている高齢者が少なからずいます。

こうした人は、「運動をすれば、筋肉が増える」と思っているのかもしれませんが、有酸素運動は脂肪を落とすだけでなく、筋肉も落としてしまいます。

若い人であれば、多少筋肉が落ちても生活に支障はありません。それでも良いことではないので、若くても有酸素運動のやりすぎには注意してほしいと思いますが、高齢者の有酸素運動のやりすぎは致命傷になりかねません。

なぜなら、高齢者は何もしなくても筋肉が衰えて減っています。自然に落ちていくのに加えて、有酸素運動のやりすぎで、さらに筋肉を落としてしまっていることになるからです。

65歳までならまだしも、65歳を超えたら、有酸素運動のやりすぎには注意が必要です。

65歳以上の高齢者にやってほしい運動は、筋力トレーニングです。

筋力トレーニングと言うと、筋肉ムキムキのボディビルダーを目指す人がやるものだと誤解している人が多くいます。それも確かに「筋トレ」ですが、高齢者が行う筋トレの目的は、今ある筋肉量を落とさないことです。

高齢者になると、腰が痛かったり、ひざが痛かったり、痛いところがない人はほとんどいません。ですから筋トレも、あまり負荷をかけすぎないことが大事になります。

運動不足も身体に良くありませんが、有酸素運動をやりすぎることも、身体に良いことではありません。有酸素運動と筋力トレーニングの両方をバランス良くやることが、認知症予防には有効です。
こうした認知症予防となる運動については、第4章で詳しく紹介したいと思います。

「大気汚染」を避けて田舎に住もう

高齢期のリスク因子として、運動不足同様に2％の発症リスクがあるのが「大気汚染」です。大気汚染によって、汚染物質が脳に入ると、脳の神経細胞がダメージを受けます。

したがって、汚染された空気をできるだけ吸わないようにすることが大切になりますが、個人でやれることは限られているかもしれません。

私が住んでいる鳥取県は自然が豊かですし、空気はきれいです。認知症予防には、こうした田舎に住むのがいいと冗談半分でおすすめしています。

コロナの予防のために空気清浄機を使う家庭が増えました。空気清浄機で家の中の空気をきれいにすることも認知症予防に役立つでしょう。

高齢期のリスク因子の最後は、発症リスク1％の「糖尿病」ですが、本章の冒頭でも詳しく述べましたので、ここでは説明を割愛します。

以上が、『Lancet』に掲載された論文で示された認知症の12のリスク因子になります。もちろん、これらがすべてではありません。あくまで、現状の研究で科学的に立証できたのが、この12のリスク因子だということです。研究が進めば、リスク因子も、それらの発症リスクも、もっと増えることが予想されますし、それを期待しています。

「質の悪い睡眠」も認知機能にとって高リスク

私が、『Lancet』のリスク因子に含まれていないことに驚いているリスク因子があります。それは「質の悪い睡眠」です。

短時間睡眠が認知症のリスク因子になるのであれば、比較的容易に実験結果が得られそうですが、睡眠の質の良し悪しとなると、なかなか実験や証明をすることが難しいため、まだ有意なデータが得られない研究途中なのかもしれません。

ただ、私の30年以上の臨床経験から言えば、質の悪い睡眠は、間違いなく認知症のリスク因子です。睡眠の質が悪い人は認知症になるリスクが高く、認知症の前段階であるMCIにとっても、それは同様です。

睡眠にはサイクルがあります。かんたんに言うと、眠りの浅い「レム睡眠」と、眠りが深い「ノンレム睡眠」を睡眠中に何度か繰り返します。このサイクルがある睡眠は質の良い睡眠で、朝、爽やかに起きることができます。

逆に、サイクルがない睡眠は質の悪い睡眠です。過去には、無理やり寝かしつけるような睡眠薬があり、この睡眠薬で眠るとレム睡眠とノンレム睡眠のサイクルがないため、十分な時間眠っているにもかかわらず、起きたときに爽快感がまったくありませんでした。

レム睡眠とノンレム睡眠のサイクルがある睡眠をとるために大切なことは、頭（脳）

と身体がバランス良く疲れていることだと私は考えています。

事務職など、デスクワークが中心の仕事の人は、頭（脳）を使うことが多い一方、身体をあまり動かさない傾向があります。朝から晩まで、椅子に座って仕事を続けている人が多く、1日に1000歩も歩かないことがあるほどです。

これでは、頭（脳）は疲れても、身体は疲れません。このアンバランスによって寝つきが悪くなります。

さらに、仕事上で心配事やストレスがあれば、寝ようとするときにそれが頭に浮かび、眠れなくなってしまうということもあるでしょう。

「寝酒」という言葉があるように、アルコールを飲むと眠れるという人がいます。個人差があるので一概には言えませんが、寝酒で寝ると、夜中にトイレに行きたくなって目が覚めることがあります。このような途中覚醒が起きてしまうと、睡眠の質がその分、落ちてしまいます。

寝る直前までパソコンやテレビ、スマートフォンなどを見ている人も、寝つきが悪い傾向があります。ブルーライトや電磁波を浴びることが、寝つきに悪影響を及ぼすと言われています。

このように、現代人は睡眠の質が悪くなる可能性が高く、それが認知機能の低下につながる悪影響を及ぼしていると私は考えています。

いろいろな人との会話が脳を刺激する

認知症になりやすい人の性格については、いくつか論文がありますが、これといった一致した見解はまだありません。

一般的には、「真面目な性格の人が認知症になりやすい」と言われますが、それを肯定する論文もあれば、逆に否定する論文もあります。

交流関係の広い人、友達が多い人のほうが認知症になりにくいとも言われています。

仕事関係の人づきあいしかなく、趣味もないと、定年退職後に認知症になりやすいことは、先に述べました。趣味がいくつもあれば、それぞれに様々な交流があるでしょうから、それだけ認知症になりにくくなるということはできるでしょう。

さらに言えば、同じ人たちばかりと交流するのではなく、いろいろな人と交流することと、多種多様な人たちと会話をすることをおすすめします。

なぜなら、同じ人とばかり会話をするのは、認知症を防ぐ効果が低いからです。

「先生、朝から晩までおしゃべりしている私は、認知症になりませんよね」

こう言ってくる高齢の女性はたくさんいます。ただ、よく話を聞いてみると、こうした女性の多くは、気心の知れた仲間と何時間も話していることが多い。「あれ」や「これ」で話が通じてしまうと、頭（脳）を使わずに会話ができてしまいます。

「脊髄《せきずい》反射のような会話」と私は呼んでいますが、脳を使うことなく、脊髄レベルで反射的に言葉を発して会話しているのだとしたら、残念ながら認知症予防にはつながりません。

できるだけいろいろな人と、これまで話をしたことがない人と会話をすることをおすすめしています。初対面の人だと、どんな質問をされるかわかりません。こちらの話へのリアクションも読めません。そうなると、頭（脳）を使わないと会話ができません。これが脳を活性化します。

認知症の予防という観点から言えば、いつも決まった人とおしゃべりするだけでなく、初めて会う人と会話することが大事です。そのためには、何度も言いますが、いろいろなことに興味関心をもち、機会があれば、新しい人たちとの出会いを求めて出かけていくことを常に心がけてもらいたいと思っています。

コラム

新型コロナで認知症が増える⁉

2019年に発生した新型コロナウイルス感染症と認知症との関係性について、かんたんに触れておきたいと思います。

新型コロナウイルスの感染拡大が起きた2020年4月、非常事態宣言が発出され、外出が制限されました。高齢者の重症化リスクが高いことがわかったことから、高齢者がより神経質になり、外出制限を厳守するようになりました。

外出すれば様々な刺激を受けます。人に会うのはもちろん、日光に当たることも大切な刺激ですし、歩くこと自体も必要な運動です。散歩途中で、何か新しい発見をするのも刺激です。外出が禁じられたことで、毎日受けていた、こうした多種多様な刺激がすべて失われてしまいました。

また、その後も、「ソーシャルディスタンス」で人と2メートル以上離れることが推奨されます。高齢者は耳が遠い人が多いため、2メートル離れて会話をするのは大変です。

私も、2メートルの距離をとって診察を行い、神経学的診療など、接近するときはできる限り口を開かないようにしています。会話をするときには2メートル以上離れているので、付き添いの家族に通訳してもらわないと会話が成立しないことも珍しくありません。

できるだけ大きな声で会話をするのですが、そうすると、すぐに疲れてしまい、どうしても必要最低限の会話になってしまいます。

コロナ以前には、「認知症予防には、外出していろいろな人とおしゃべりするのが一番ですよ」などと言っていました。それが、コロナによって、逆に「外出を控えてください」「おしゃべりしないでください」と言わざるを得なくなったわけです。

認知症予防の観点から言えば、ウィズコロナの生活様式は非常に悪い生活習慣だと言えます。

こうした生活が長く続けば続くほど、認知機能がどんどん低下し、認知症を早く発症してしまう人が増えることが懸念されます。

コロナ前、認知症の人は2025年に約700万人になると推計されていました。しかし、コロナが発生したことで認知機能の低下が速まり、私は1000万人を超えるのではないかという強い危機感をもっています。認知症の人が1000万人になるということは、MCIの人はそれ以上、1500万人以上になる可能性もあります。

こうした強い危機感を多くの人と共有し、認知症になる人を1人でも減らせるよう、MCIの人の病気の進行を遅らせられるように、今後も医療機関や自治体などと協力し、様々な取り組みを行っていきたいと考えています。

第3章

知れば怖くない！
認知症の基礎知識

「認知症」という病気はない？

この章では、軽度認知障害（ＭＣＩ）を経たあとに罹患する「認知症」の基本的な知識について説明していきます。

まず、認知症は1つの病気だと思っている人が大半ですが、実は違います。私たち専門医から見れば、認知症には「認知症症候群」と呼べるほど多種多様な原因となる病気があり、認知症はその総称だと考えられています。

したがって、正確に言えば、認知症という名の病気はありません。

このことを知らない多くの人たちは、「あなたは認知症です」と医師に告げられると、「ああそうですか。認知症ですか」と納得してしまいます。しかし、それは本来、おかしなことなのです。

たとえば、お腹が痛くて病院に行き、医師から「あなたは腹痛症です」と告げられて、「ああそうですか。腹痛症ですか」と納得する人はいないと思います。

「腹痛症ではわかりません。胃潰瘍なんですか。胃がんなんですか。具体的にどんな病気なのか教えてください」

このように聞くのではないでしょうか。ですから、「あなたは認知症です」と医師に言われたら、こう聞くべきなのです。

「認知症と言っても、いろいろあるじゃないですか。私はどのタイプの認知症なのですか」

まずは、認知症は1つの病気ではないということを知っておいてください。

認知症が1つの病気だと思っているのは、一般の人たちだけでなく、医療現場の最前線にいる「かかりつけ医」も同じです。

介護保険による要介護認定を受ける際には、「主治医意見書」が必要になります。この主治医意見書には、診断名を書く欄があるのですが、そこに「認知症」としか書かない医師が少なからずいます。

ひと昔前までは、何の病気であるかという鑑別診断ができなかったのか、診断名が書かれていないこともありました。それに比べれば進歩しているとも言えます。

私たち認知症の専門医としては、次のステップとして、かかりつけ医である先生たちにも、認知症は1つの病気ではなく多種多様な病気の総称であることを理解してもらい、このあと述べる4大認知症ぐらいは、鑑別診断ができるようになってもらいたいと考えています。そのための研修や講習会、勉強会なども開催しています。

認知症か否かは、家族の対応で決まる?

認知症は1つの病気ではなく、認知機能が低下する症状がある様々な病気の総称であり、世界保健機関（WHO）や米国精神医学会などが、それぞれに認知症を定義しています。

第1章で、厚生労働省のウェブサイトでは、認知症を次のように定義しているとお話ししました。

認知症は、脳の病気や障害など様々な原因により、認知機能が低下し、日常生活全般に支障が出てくる状態をいいます。[1]

これはもちろん、認知症の正しい定義の1つでしょう。しかし、私が「問題があるのではないか」と考えているのが、「日常生活全般に支障が出てくる状態」という表現です。

たとえば、おばあちゃんが台所のコンロの火をつけっぱなしにしてしまったとしましょう。家族が、「気づいた人がすぐに消せばいい」と考え、それを実行している場合には、おばあちゃんも家族も、特段、生活に支障はありません。

一方、「おばあちゃん、何をやっているの！　火をつけっぱなしにして火事にでもなったらどうするの！　おばあちゃんはもう台所出入り禁止」などと、おばあちゃんを責

1　「みんなのメンタルヘルス」厚生労働省
https://www.mhlw.go.jp/kokoro/know/disease_recog.html

める家族もあるのではないでしょうか。

この場合には、おばあちゃんがコンロの火をつけっぱなしにしたことで、それ以後は台所に入れなくなり、「生活に支障が出ている状態」となります。

どちらのおばあちゃんも「コンロの火をつけっぱなしにした」という行動は同じです。しかし、前者のおばあちゃんは生活に支障が出ていないため認知症とは診断されず、後者のおばあちゃんは生活に支障が出ているので認知症という診断になります。

つまり、一緒に暮らす家族の対応で、認知症になったり、ならなかったりするということがあるのです。

ここまで読んで、「それはおかしい」と思った人が多いのではないでしょうか。私も同様に、家族の対応によって認知症か否かが変わるというのは、大きな問題だと考えています。

長年にわたって、科学的な診断基準をつくるべきだと関係各所に言ってきましたが、いまだに変わっていません。認知症の研究面では少しずつ変わってきていますが、臨床面では残念ながら変わっていません。

たとえば、アルツハイマー型認知症（詳しくは後述）であれば、

1　アミロイドβ《ベータ》たんぱくがたまって「老人斑」ができている
2　リン酸化タウたんぱくが蓄積してできる神経原線維変化がある
3　神経細胞が死んでいる

この3点が科学的な方法で検証できた場合に、アルツハイマー型認知症と診断する。このように診断基準を決めれば、科学的な診断ができます。

現在でも、脳脊髄液中のアミロイドβたんぱく、リン酸化タウたんぱくを測定することで、脳の中の病理変化を特定し、科学的に診断することはできます。すでに髄液検査では前者は診断薬として承認され、後者は保険適用になっていますので実現可能です。「アミロイドＰＥＴ」という画像診断もできるようになっていますが、こちらはまだ保険適用になっていませんので、やりたくても、なかなかできないのが現状です。

1割程度いる「治療可能な認知症」とは？

認知症は、現在、細かく分ければ100種類ぐらいあると言われています。認知症の専門医は、それらを細かく見分けて認知症の鑑別診断を行っています。私は30年以上、認知症患者を診ていますが、1例しか診たことがない珍しい認知症もありました。

読者のみなさんは専門医ではないので、症例が多い、つまり患者数が多い「4大認知症」と呼ばれる次の4つの認知症について知っていれば、基礎知識としては十分です。

1　アルツハイマー型認知症
2　レビー小体型認知症
3　血管性認知症
4　前頭側頭型認知症

これら４つの認知症で、認知症患者の総数の約９割を占めます。かかりつけ医の先生たちには、認知症は１００種類ぐらいある病気であることを知ったうえで、この４つの鑑別診断を行ってくださいと研修の場などではお願いします。

それぞれの説明に入る前に、認知症という病気を知るうえで、必ず知っておいてほしいことがあります。それは、「治療可能な認知症」があるということです。

これまで、ＭＣＩの段階であれば認知機能を改善することができるが、認知症になってしまうと、機能を回復する治療はできないと何度も述べてきました。にもかかわらず、治療可能な認知症があるというのは、どういうことなのでしょうか。

実は、治療可能な認知症というのは、厳密に言うと、認知症とは違う病気です。代表的なものをあげると、内科的な病気としては「甲状腺機能低下症」、脳外科的な手術によって良くなる可能性が高い「正常圧水頭症」「慢性硬膜《こうまく》下血腫《かけっしゅ》」などですが、他にもいろいろな病気があります。

初めて外来に来たときには、誰もが「もの忘れが多くて困っています」と言います。

しかし、その人たちの中には、認知症ではない、認知症に症状がよく似た別の病気の人も含まれています。

認知症ではない、先にあげたような病気の人たちは、治療することが可能です。そこで、あえて「治療可能な認知症」と呼んでいるのです。もの忘れ外来で患者さんを診ていますと、1割ぐらい、認知症ではない別の病気――治療可能な認知症の人たちがいます。

まず、この治療可能な認知症という一群があるということを知っておいてほしいのです。

その理由は、認知症と言うと「治らない病気」だと思っている人が多く、早期受診をしない人が多いためです。

「認知症は早く診てもらったって、どうせ治らないんだから……」

このように考えてしまうと、認知症の疑いがあっても、病院に行かない人が出てきます。しかし、こう考えた人の中にも、治療可能な認知症である人が含まれています。

その数は、たかが1割かもしれません。されど1割です。10人に1人は、うまくいけば治るのですから、１割というのはすごい数字です。

こうした治療可能な認知症の人を１人でも多く救うためにも、治療可能な認知症という一群があり、１割程度はそうした人なのだと知ってもらうことが非常に大事だと私たちは考えています。

患者の6割以上は「アルツハイマー型認知症」

それでは、４大認知症について、それぞれ見ていきましょう。

最初に説明するのは、認知症患者の総数の６～７割を占めると言われている「アルツハイマー型認知症」です。

アルツハイマー型認知症は、「アミロイドβたんぱく」というタンパク質が脳の中に蓄積することで脳の神経細胞がダメージを受けて発症します。

軽度の段階である最初期には、「嗅覚障害」が起きます。嗅覚障害とは、においを感じとれない障害です。

ただし、嗅覚というのは自覚が難しい面があります。すべてのものに「におい」があれば、においが感じとれないことで嗅覚障害だとわかりますが、においがないものも多く、においが感じとれなくても、そのことが異常だとはなかなか思わないからです。

嗅覚障害は自覚することが難しいため、次に起きるもの忘れで異変を感じ、医療機関を訪れる人が圧倒的多数です。もの忘れも、第1章で述べたように、最近のことを忘れるのが特徴で、古いことはわりと覚えています。

最近の研究でわかったのは、アミロイドβたんぱくは何十年もかけてゆっくりとたまり、よって、アルツハイマー型認知症はゆっくりと進行する病気だということです。それゆえに、病状が急激に悪化するということはありません。

それでも、「認知症の症状が急に悪くなった」と患者さんの家族が言うことがあります。考え得るケースは次の3つです。

1つ目は、アルツハイマー型認知症という診断が間違っていたケース。実は違う病気、次に説明するレビー小体型認知症だったというケースが頻度としては多くあります。

２つ目が、別の病気が合併して起こっているケース。たとえば、熱中症になっていたり、コロナに感染していたりすることで、認知症の症状が急に悪化しているように見えるケースがあります。

高齢者の場合、新型コロナのワクチン接種を行っても副作用が出る人はごく少数でした。これは、免疫反応が弱っているためで、ワクチンに対しても反応が鈍かったからです。

こうしたことから、たとえば、インフルエンザに罹患していても高熱が出ないということが起きます。状態があまり変わらないため、周囲の人たちも罹患していると思いません。

ただ、高熱が出ていなくても、本人は「かなり身体がしんどい」と感じています。首から下の体調が悪くて、頭だけ好調ということはあり得ませんので、周りの人は「認知症が急に悪くなった」と誤解してしまうのです。

なぜ「環境の変化」が認知症を悪化させるのか？

3つ目が、急激な環境の変化によって症状が悪化するケース。私もこのケースに初めて遭遇したときは、大変びっくりしました。そのケースを紹介しましょう。

私が診ていたアルツハイマー型認知症のおばあちゃんは一人暮らしをしていました。あるとき、ものすごく症状が悪くなって来院されたのですが、その理由が私には思いつきませんでした。

家族から話を聞くと、最近、息子さんが認知症の母親を自分で介護したいと地元に戻ってきていました。大変に親孝行な息子さんで、3世代が同居できる立派な家を新築されました。

しかし、皮肉なことに、その新築の家で新生活を始めたことで、おばあちゃんの認知症が悪化してしまったのです。なぜ、そんなことが起きたのでしょうか。

アルツハイマー型認知症の人は、昔のことはわりと覚えていますが、最近のことが覚えられないという特徴があると述べました。

長年住み慣れた家で生活していれば、どこに何があるかは覚えていますので、新しい記憶をあまり必要としません。アルツハイマー型認知症が進んでいても、住み慣れた家ならそれほど困ることなく生活が続けられます。

ところが、新築の家に住むとなると、すべてが新しくなります。部屋の中はもちろん、どこにトイレや風呂があるのかや、家から病院やスーパーへの行き方など、何から何まで新しく覚えなくては生活ができません。しかし、おばあちゃんは、それらの新しいことをほとんど覚えられないため、症状が悪化してしまったのです。

このように、急激な環境の変化があると症状が悪化することがあります。ただ、このケースでも、認知症という病気が急に進行したわけではありません。新しく覚えなくてはならないことが急増したのに、それらを全然覚えられないために、急に悪化したように周囲からは見えるのです。

ＭＣＩでも、新しい記憶に対しての障害がありますので、重度認知症ほどではないですが、急激な環境変化によって症状が悪化したように見える可能性はあります。

「ナンスタディ」が教えてくれること

疫学者のデヴィッド・スノウドン教授が行った「ナンスタディ（nun study：修道女研究）」という有名な研究があります。[2]

若いときに修道院に入り、修道女（nun）として何十年間も生活し、80代、90代で亡くなられた人たちの脳を調べたところ、一部の人はアルツハイマー型認知症の病変をもっていました。

しかし、この修道女たちに認知症の症状はなかったと報告されています。

これは、古い記憶だけで生活を続けることができ、新しい記憶が必要なかったからだと考えられます。もの忘れがあったとしても、周囲の人が認知症の症状だとわかるほどではなく、本人も生活に困らないため自覚もありません。

第2章で述べたように、若いときに勉強を重ねた教育レベルが高い人は、認知機能も高くなっています。年齢を重ねるごとに少しずつ低下していきますが、最初が高いレベルなので、そうでない人よりも発症が遅くなります。

修道女は若いときから聖書を読み、学び続ける生活が続きます。若いときの教育レベルが高く、かつ学び続けることが認知症予防になったのかもしれません。

また、高齢の修道女は周囲から非常に敬われる存在だったことは間違いないでしょう。そうした環境も、認知症になりにくくした可能性があります。

逆に、認知症になったことがわかり、邪険に扱われるようになると、症状が進みやすくなります。認知症の人と関わる人は注意してください。

このナンスタディからもわかるように、高齢者、特に認知症を発症してからは、環境をあまり変えずに、住み慣れた家、住み慣れた町に住み続けるほうが病状には良いようです。

2　デヴィッド・スノウドン著、藤井留美訳『１００歳の美しい脳 普及版』ＤＨＣ出版

「運動障害がない」のも早期発見が難しい理由

アルツハイマー型認知症には、「運動障害」がないという特徴もあります。

重度認知症の末期になれば、脳の萎縮により寝たきりになりますが、運動機能を司《つかさど》る脳の「運動野」に悪影響を与える病気ではないため、基本的に運動障害は起こりません。

手足の運動障害がありませんから、端から見ると元気そのもので、アルツハイマー型認知症をすでに発症していても、その変化がわかりにくいのです。

軽度認知症の段階では、自分の家族と第三者の区別もきちんとできます。ですから、第三者に対しては上手に接することができ、近所の人たちには認知症であることがわかりません。

「認知症になったと聞いたけど、全然元気じゃないの」

周囲の人たちはこう思ってしまうことが多いのです。

アルツハイマー型認知症の早期発見が非常に難しいのは、この運動障害がないという特徴にも理由があります。

また、アルツハイマー型認知症では、最初に海馬の萎縮が始まります。このため、海馬の萎縮をＭＲＩなどの画像診断によって発見できれば、アルツハイマー型認知症の早期発見につながります。

しかし、海馬の萎縮は、神経細胞がかなり多量に死なないと起きません。このため、軽度認知症の初期段階で画像診断を行った場合には、海馬の萎縮が見られないということもあります。

裏を返せば、海馬の萎縮がないからといって、アルツハイマー型認知症ではないとは言えないということです。

こうした場合には、脳血流ＳＰＥＣＴ検査を行います。脳の萎縮がＭＲＩではわからなくても、脳血流ＳＰＥＣＴ検査であれば、脳の萎縮前に起きる血流の変化を見つけることができるからです。

たとえば、アルツハイマー型認知症によって引き起こされる「側頭葉」や「頭頂葉」「後部帯状回《たいじょうかい》」の血流低下などを見つけることで、早期診断につなげるようにしています。

最後に、治療薬についてもかんたんに触れておきましょう。アルツハイマー型認知症を完全に治療できる薬はありませんが、4種類の治療薬があります（括弧内は商品名）。①ドネペジル（アリセプト）、②ガランタミン（レミニール）、③リバスチグミン（イクセロンパッチ、リバスタッチパッチ）、④メマンチン（メマリー）の4種類です。

これらの薬の目的は病気の進行を遅らせること。予後に大きな貢献をします。こうした薬があることも患者さんにとっては非常に重要なことです。

「レビー小体型認知症」の特徴とは？

4大認知症の2つ目は、「レビー小体型認知症」です。

「レビー小体」はピンク色で丸く見える小体のことで、「α《アルファ》シヌクレイン」というタンパク質がたまってつくられます。このレビー小体が「大脳皮質」に広がり、「後頭葉」の血流低下が起きることによって認知症になります。

レビー小体型でも、アルツハイマー型と同様に、もの忘れの症状が初期に出ます。このため、アルツハイマー型認知症と誤診され、その後、レビー小体型認知症に診断が変更されるケースがままあります。

アルツハイマー型認知症との大きな違いは、幻覚や妄想といった症状が前景に出ることです。

他の認知症でも幻覚や妄想を患者さんが訴えることはありますが、幻覚や妄想がある場合には、まずレビー小体型認知症を私たちは疑います。

レビー小体型認知症によって見える幻覚は、非常に生々しい幻覚で、「そこに子どもがいる。あなたたちは何で見えないんだ」などと言います。

また、「手が震える」「歩行がちょこちょこ小刻みになる」「筋肉が硬くなる」などの

「パーキンソン症状」と呼ばれる症状が出るケースもあります。これらの症状は明らかな運動障害ですので、それがないアルツハイマー型認知症と見分けることができます。
幻覚にしても、パーキンソン症状にしても、こうした症状が出れば、家族や周囲の人たちが「おかしい」と気づきます。このため、気づきにくいアルツハイマー型認知症よりも、早期に発見されるケースが多いのもレビー小体型認知症の特徴の1つです。

レビー小体型認知症の症状としては、便秘や嗅覚障害の症例もあります。また、特異な症状としては、睡眠障害もあります。睡眠中に突然、大声を出したり、起き上がって行動したりする「レム睡眠行動障害」が早い段階から起きることがあります。

レビー小体型認知症は、MRIでは見分けにくいのですが、脳血流SPECT検査で後頭葉の血流の低下がある場合には、この病気が疑われます。
脳の後ろにある後頭葉には、色や形、大きさなど、目から伝わる視覚情報を処理する機能があります。このため、後頭葉に障害があると、見たものを間違って判断したり、見たものが何なのかが判断できないことがあり、これが幻覚につながるのではないかと考えられています。

私たちでも、薄暗い場所で壁のシミを虫などの生き物に見間違えて、ギョッとすることがあります。これと似たようなことが、レビー小体型認知症の患者さんには頻繁に起こっていると言えば、少し理解ができるでしょうか。

後頭葉の働きが悪くなると、見たものを間違えて判断してしまったり、見えないはずのものが見えたりすることが起きやすくなります。見えないはずのものが見えて、それを悪いほうに解釈してしまうと、それが妄想へとつながっていくようです。

ですから、幻覚はあるけれども、妄想はないという患者さんもいます。

精神科と脳神経内科で患者数が大きく違う？

レビー小体型認知症の治療薬としては、アルツハイマー型認知症でも使用される「アリセプト」、一般名「ドネペジル」が唯一の薬で、病気の進行を抑制する効果があります。

また、パーキンソン症状に対する薬物治療を進めることも重要になります。

パーキンソン症状が出ると、身体の動きが悪くなりますので、自立生活の指標である「日常生活動作（Activities of Daily Life：ＡＤＬ）」が悪くなります。日常生活動作とは、移動や食事、更衣、排泄《はいせつ》、入浴などの日常生活を送るために必要な動作のことです。

こうした日常生活動作に支障が出ると、「生活の質（Quality Of Life：ＱＯＬ）」も当然のことながら悪くなります。

認知機能の低下と日常生活動作の悪化は、車の両輪のように進行を速めますので、それを少しでも食い止めるためにも、パーキンソン症状の治療が大切になるのです。

アルツハイマー型認知症の人は、運動障害がありませんので、車の運転免許証の自主返納をなかなか受け入れません。一方、レビー小体型認知症の人は、自分の身体の動きが明らかに悪くなっているという自覚がありますので、自主返納を受け入れやすいということがあります。

レビー小体型認知症は、他の認知症と違い、幻覚や妄想を訴えるので、精神科を受診される人が多いのも特徴の１つです。

また、パーキンソン症状が出ると、脳神経内科を受診されます。

アルツハイマー型認知症も精神科と脳神経内科の両方で診ていますが、診断や治療における不一致はあまりありません。

ところが、レビー小体型認知症の場合は、精神科と脳神経内科で診断や治療に違いが出ることがあります。このため、精神科医が統計をとる場合と、脳神経内科医が中心となって統計をとる場合とで、結果に違いが生じます。

精神科医の統計では、レビー小体型認知症は、アルツハイマー型認知症の次に多い認知症とされ、認知症患者総数の15～20％を占めるといったデータもあります。

他方、脳神経内科医の統計では、レビー小体型認知症は認知症患者総数の５％ぐらいというデータになり、数値に大きな違いがあります。

脳神経内科医の統計では、次に説明する血管性認知症が２番目に多く、レビー小体型認知症が３番目になりますが、精神科医の統計では、これが逆になっています。

「血管性認知症」は予防できる

私たち脳神経内科医が診ている限りにおいては、レビー小体型認知症より多いと言われているのが、「血管性認知症」です。以前は、「脳血管性認知症」と呼ばれていました。

血管性認知症は、その名の通り、脳の血管が詰まったり破れたりする「脳血管障害」によって引き起こされる認知症です。

脳血管障害として一番患者数が多いのは、脳の血管が詰まる「脳梗塞」。次に多いのが、脳の血管が破れて起こる「脳出血」です。以前に比べて脳出血は減少傾向にあるため、脳梗塞が現在は最多になっています。

こうした脳血管障害を発症することで、脳の神経細胞が弱って死んでしまい、認知症になります。

では、脳血管障害が起きる原因は何でしょうか。もう、おわかりですね。高血圧や糖尿病、脂質異常症といった生活習慣病です。第2章でも述べた通り、生活習慣病は血管を傷める病気です。

弾力性のある健康な血管はかんたんには破れません。しかし、生活習慣病によって動脈硬化が起きると、血管が硬くなるため、亀裂などが入りやすくなり、最後には破れてしまいます。

糖尿病も、血液中の糖分が過剰になることで、血管の内皮細胞に悪影響が及び、血管を傷めます。高血圧でなければ、血管が破れてしまうことは少ないのですが、糖尿病の人は高血圧の人が多いので、血管が破れてしまい、脳出血を起こしてしまいます。

生活習慣病をもっている人は、血圧や血糖値、コレステロール値などのコントロールが悪いと、脳血管障害を引き起こしやすくなります。逆に、継続的にコントロールできていれば、発症を防ぐことができます。仮に発症したとしても、適切な治療を行えば良くなる可能性もあります。

つまり、生活習慣病をもっていたとしても、脳梗塞や脳出血などの脳血管障害を予防することはできます。脳血管障害を予防できれば、血管性認知症になることもありません。

このことから血管性認知症は、「予防可能な認知症」と言われています。「せっかく予防できる病気なのですから、できるだけ予防しましょう」

これが、私たちが以前から言い続けていることです。

「やる気が出ない」のは病気だから

血管性認知症の症状としては、アルツハイマー型認知症と同じように、もの忘れが起きます。ただ、アルツハイマー型よりも、より目立たない程度のもの忘れです。このため、本人も、家族などの周囲の人たちも、もの忘れがあることに気づかないことがあります。

血管性認知症の症状として最も顕著なのは、「やる気が出ない」「意欲がない」「何もしないでボーッと1日過ごしている」などの症状です。

このため、うつ病と間違えられることも多く、実際、血管性認知症と関連してうつ病を発症しているケースもあります。

家族や医療従事者は、意欲が低下している患者さんに対して「がんばってリハビリしようね」などと励ましの言葉をかけます。しかし、なかなかやる気を出してくれません。

こうしたことが続くと、「いくら言っても、何もやってくれない」と家族や医療従事者があきらめてしまうことがあります。

血管性認知症は、「やる気が出ない」のが主症状の病気です。少しでもやる気が出るように薬を使った治療も行いますが、介護や医療の現場の人たちは、意欲低下こそが血管性認知症の本質的な症状なのだということを理解して、あきらめることなく粘り強く声かけを続けることが大事になります。

「感情失禁」とはどのような症状か？

血管性認知症の症状として、もう１つ特徴的なのが「感情失禁」と呼ばれる症状です。

尿失禁は、尿を止めることができずに漏れ出してしまうことですが、感情失禁は、感情を抑制することができなくなる症状です。

感情失禁にもいろいろな症状があります。多いのは「泣く」症状。普通の人は悲しいときに泣きますが、血管性認知症の患者さんは、悲しくなくても泣きます。こちらが何か話しかけると、その話題にかかわらず泣き出してしまいます。

なぜこのような感情失禁という症状が出るのでしょうか。


血管性認知症を引き起こす脳血管障害は、脳のどの部分でも起き得ます。ただ、どの部分で起きたとしても、脳の前方にある「前頭葉」の機能が低下するという点は共通しています。

脳の前頭葉には、様々なものを抑制する、我慢する機能があります。

子どもが静かにしなければならない場所で騒いでしまうのは、前頭葉の発達が十分でないため、我慢ができないからです。前頭葉が発達してくると、静かにしなければならない場所では騒ぐのを我慢できるようになります。

血管性認知症によって前頭葉の機能が低下すると、感情の表出を我慢することができなくなります。ですから、泣く人ばかりではなく、笑う人もいます。何を言っても笑うので、施設では人気者になったりします。ただし、場違いなところでも笑いますので、その場合には顰蹙《ひんしゅく》を買うことになります。

泣く、笑うに比べると少ないと言われていますが、怒る人もいます。怒る人が少ないと言われているのは、感情失禁の症状だと認識されず、ただ単に気難しい人、怒りっぽい人だと思われてしまっているからかもしれません。

また、医療現場の人たちからすれば、怒られた内容によっては、クレームを言われたととらえてしまうこともあるでしょう。

これは私の個人的な意見ですが、感情失禁の症状として怒る人の症例数が少ないのは、こうしたことが原因ではないかと考えています。

感情失禁で怒っている場合は、本当に怒っているわけではありません。周囲の人は怒られていると思わないことが、患者さんへの対応としては大事になります。

「神経症状」「幅広歩行」とは？

血管性認知症は、脳血管障害が起きたあとの病気ですので、半身まひなどの神経症状が出るケースもあります。半身まひが起きれば、誰が見てもすぐにわかりますが、軽いまひだと見逃されることもあります。

また、血管性認知症の患者さんの中には、歩き方が「幅広（開脚）歩行」になる人がいます。歩く際に歩く横幅が広くなるのですが、これは前頭葉性運動失調による症状です。

失調症というのは、一般的には「小脳」に何らかの障害が起きたときに出る症状で、そちらのほうが有名ですが、前頭葉にもバランスをとる機能があり、前頭葉に障害があることでも起こります。

脳梗塞や脳出血を一度発症した人は、再発しないように治療を行います。ただし、それでも再発する人がいます。

　あるいは、再発となる発作までは起きないにしても、脳の血の巡りが悪くなる「脳虚《きょ》血《けつ》発作」を繰り返し起こして階段状に悪くなっていくことがあります。

　血管性認知症には、治療薬がありません。血の巡りが悪くなることが原因として考えられるため、血流が悪くならないような治療を行います。高血圧や糖尿病、脂質異常症のコントロールが悪くならないような治療も行います。

　明らかなまひがある場合は、少しでもＡＤＬを悪化させないように、少しでも元に戻るようにリハビリテーションを行います。

「前頭側頭型認知症」では不思議な症状も

　アルツハイマー型認知症、レビー小体型認知症、血管性認知症の３つに比べれば、患者数ははるかに少ないですが、「前頭側頭型認知症」という病気があります。

　脳の前頭葉と側頭葉が萎縮することから、この病名がつけられています。萎縮した部分に「ピック球」と呼ばれる小体が見つかるため、以前は「ピック病」と呼ばれていました。

前頭側頭型認知症は、患者数は少ないですが、社会問題になりやすい側面がありますので、ぜひ知っておいてほしい病気です。

前頭側頭型認知症の特徴的な症状に、「常同行動」と呼ばれる症状があります。これは、1日の生活パターンが判で押したように同じで、常に同じ行動をとるという症状です。

たとえば、毎日同じ時間に起き、同じ時間に朝食をとり、食後には必ず新聞を30分間読む。読んだら必ず散歩に行く。散歩のコースもまったく同じ。次の日も、その次の日もまったく同じ行動をするといった症状です。

認知症なのに、なぜ1つも忘れることなく同じ行動ができるのだろうと周囲が不思議に思うのが常同行動という症状です。

前頭側頭型認知症が進行すると、この常同行動の悪い面が出てきます。

たとえば、デイサービスなどの施設に行ったとき、決まった椅子にしか座りません。もし、その椅子に別の人が座っていると、「そこをどけ。そこは俺の席だ」などと言い出します。

その人が席を代わってくれたら問題ないのですが、「これはお前の席じゃない。誰が座ってもいいんだ」などと正論を言い返すとトラブルになります。

また、症状がひどくなると、常同行動を妨げようとした人に対して、暴言を吐いたり、暴行したりすることがあります。家族に対しても同様のことがあり、困って施設に入れますが、やっと入れた施設でも同様に暴言や暴行があると、退去命令が出されます。

こうなると、家族としてもどうすればいいのかわからなくなり、私たち医療機関に相談するしかなくなります。前頭側頭型認知症は、なかなか厄介な病気なのです。

一家を路頭に迷わせないためにも早期診断を！

当てもなく、ふらふらと歩きまわることを徘徊と呼びますが、前頭側頭型認知症のように、同じコースを歩くことは「周徊《しゅうかい》」と呼ばれます。

アルツハイマー型認知症の患者さんの場合、道を忘れてしまって迷子になり、徘徊をして、ひどい場合には、発見できなくて亡くなってしまうケースもあります。

しかし、前頭側頭型認知症の患者さんは、徘徊ではなく周徊なので、迷子になる心配はありません。それを知らずに、「迷子になると困るから」と言って散歩に行くのを止めてしまうと、「何で止めるんだ」と言って施設の職員に暴力を振るったりします。

前頭側頭型認知症の患者さんであれば、「気をつけて行ってきてね」と言って送り出せばいいのです。もちろん、交通量の多い幹線道路を渡るなどの危険がある場合には、コース変更を検討しなければなりませんが、そうでなければ特に問題はありません。

常同行動の周徊コースにある特定のスーパーで、毎日必ず買い物をするという患者さんがいます。ちゃんとお金を払って買い物をすれば何も問題はないのですが、お金を払わずに商品を持って店を出てしまうことがあります。

医学的に言えば、本人に悪気はなく、ほしいから持っていくだけなのです。こうした行為は「持ち去り行動」と呼ばれます。しかしながら、世の中では、これは「万引き」というれっきとした犯罪行為になってしまいます。

前頭側頭型認知症は、65歳未満で発症する、いわゆる若年性認知症の原因になる場合も多くあります。

かつて役場の職員が前頭側頭型認知症を罹患して、万引きをしてしまうという事例がありました。この人はきちんとした診断を受けていなかったため、警察に逮捕され、役場を懲戒免職になってしまいました。

懲戒免職では退職金をもらえません。退職金をあてにして家のローンを組んでいたため、ローンが返せなくなり、一家が路頭に迷うことになりました。

こうした悲惨なケースを生まないためにも、前頭側頭型認知症という病気があり、常同行動や持ち去り行動といった症状があることを知っておいてほしいのです。

そして、常同行動や持ち去り行動の兆候が少しでもあったら、医療機関を訪れ、診断を必ず受けてください。前頭側頭型認知症だという早期診断がなされていれば、病気が原因ですので万引きを理由に懲戒免職になることはありません。早期診断が非常に重要なのです。

味覚の変化、嗜好の変化で早期発見できる？

前頭側頭型認知症の早期発見につながるのではないかと言われているのが、味覚の変化や嗜好《しこう》の変化です。

たとえば、辛いものが好きだった人が、突然、甘いものが好きになる。興味があったことに対して無関心になる。逆に、無関心だったことに急に興味をもつようになる。

こうした味覚の変化や嗜好の変化に着目することで、前頭側頭型認知症の早期発見につなげようという啓発が進められています。

前頭側頭型認知症には、残念ながら治療薬はありませんが、早期診断によって、早い段階で時刻表的な常同行動の中に良い生活パターンを組み入れていく「ルーチン化療法」と呼ばれる非薬物治療が行われています。

病気がある程度進行してしまった患者さんに対しても、一度入院してもらうことで悪い生活パターンを改善する治療が行われています。

前頭側頭型認知症の患者さんが、なぜ常同行動をするのかは、よくわかっていません。

前頭葉の働きが弱ることによって抑制が利かなくなる、あるいは融通性がなくなるのが大きな要因だと考えられています。私たちでも、決まったことを同じようにやるほうが、新しいことに挑戦するよりもはるかに楽です。こうしたことも常同行動と関係しているのかもしれません。

アルツハイマー型認知症でも、抑制が利かなくなることはあります。ただ、アルツハイマー型認知症の場合は、血管性認知症や前頭側頭型認知症のように、初めから前頭葉の機能が低下するわけではありません。

アルツハイマー型認知症の場合は、嗅神経から海馬へと機能低下が進み、次に頭頂葉の機能が低下し、それから前頭葉の機能が低下するという順番になります。前頭葉の機能が低下するのは、病気がかなり進んでからということになります。

したがって、初期段階で抑制が利かなくなることはなく、病気が進行して重度になってしまうと、抑制が利かないという症状が出ることがあります。

遺伝が要因の認知症はあるのか？

65歳未満で発症する若年性認知症の中には、家族性アルツハイマー型認知症など、遺伝子異常によって起きる認知症の一群があります。

アルツハイマー型認知症の原因物質であるアミロイドβたんぱくの前駆物質（その物質が生成する前段階の物質）である「アミロイドβ前駆体たんぱく質（ＡＰＰ）」に、遺伝子異常があることが、１９９０年代に発見されています。ほかにも「プレセニリン１」「プレセニリン２」といった遺伝子の異常が原因で起こる認知症もあります。

ただし日本人は、欧米人に比べると遺伝子異常が原因の認知症ははるかに少ないと言われていますので、それほど心配する必要はありません。

こうした遺伝子をもっている人が病気を発症した場合、現状では治すことはできません。しかし、認知症になりやすいことが、あらかじめわかっているわけですから、早めに予防対策を行うことができます。

実際、予防対策を確実に行ったことで病気の発症を遅らせることができたという報告もあります。家族性アルツハイマー型認知症の患者さんを対象にした薬の治験も行われています。

こうしたことから、遺伝子異常をもっている人がすべて認知症になるわけではなく、遺伝子異常があるからと、あきらめてしまう必要はまったくありません。

待ち遠しい治療薬の誕生

ここ10年ほどの間に、認知症に関する研究は驚くほど進歩しています。

アルツハイマー型認知症は、原因物質であるアミロイドβたんぱくが見つかってから、一気に治療薬の開発が進みました。

ブレイクスルーとなる発見があれば、現代科学の技術をもってすれば、治療薬の開発もそれほど難しいことではないのだと期待させてくれます。

アルツハイマー型認知症では、122ページで紹介した現在ある4種類の治療薬よりも、ワンランク上の「疾患修飾薬」の開発が進んでいます。疾患修飾薬とは、以前は「根本治療薬」と言われていた薬で、疾患の原因となっている物質に作用して、疾患の発症や進行を抑制する薬のことです。

2021年、アメリカではアルツハイマー型認知症の治療薬として「アデュカヌマブ」という薬が承認されました。日本でも承認申請が出されていますが、まだ承認されていません。

「レカネマブ」という薬も、2022年現在、欧米や日本で承認申請が出されています。うまくいけば、2023年にはこうした薬が日本でも承認され、上市《じょうし》されるかもしれません。

こうした治療薬を適切に使うためには、正確な診断、早期の診断が欠かせません。

前述したように、脳脊髄液中のアミロイドβたんぱくを計測することは、すでにできるようになっています。ただ、血液中のアミロイドβたんぱくを計測することは、これまでできませんでした。

しかし、島津製作所と国立研究開発法人国立長寿医療研究センターが新しい血液分析法を共同開発し、これが可能となりました。まだ保険適用にはなっていませんが、こうした技術の進歩もあります。

血管性認知症については、以前から原因がわかっていましたので、予防できる認知症ということで研究が進められていますが、画期的な研究成果は発表されていません。

レビー小体型認知症においても、αシヌクレインというタンパク質が原因でレビー小体ができることがわかりました。アルツハイマー型認知症と同様、近い将来、疾患修飾薬が開発されるのではないかと期待しています。

また、パーキンソン症状の治療薬も進歩しており、「ゾニサミド」という薬が開発されました。この薬によって認知機能が回復するわけではありませんが、パーキンソン症状の治療と、進行を遅らせることが可能になりました。

4大認知症の中で原因究明が一番遅れていた前頭側頭型認知症でも、「タウ」や「TDP-43」というタンパク質が神経細胞内に蓄積するのが原因であることが研究でわかってきました。こちらも、原因タンパク質が発見されたことで、近い将来、治療薬が開発されるのではないかと期待しています。

薬物治療だけが治療ではない

アルツハイマー型認知症の「アリセプト」という薬が出たのは、今からおよそ20年前。認知症も、ようやく早期診断、早期治療の時代に入ったと言われました。

その当時、医師向けのある講演会で、この薬について言及したところ、次のように言われたことがあります。

「アルツハイマー型認知症の薬はできたかもしれないが、前頭側頭型認知症には治療薬がない。こんな病気の早期診断をされて何がいいいんだ。早期診断＝早期絶望じゃないか」

私はそれに対して、次のように答えました。

「薬による治療だけが治療ではありません。適切な対応を患者さんにしてあげることも、私たち医師にとって大事なことなのではないでしょうか」

その人は、これを聞いて不満そうな表情で去っていきました。

治療薬が開発され、薬物治療を行えるに越したことはありません。しかし、それ以上に、家族を含めた周囲の人たちが認知症という病気を正しく理解し、症状に応じた接し方をすることが大切なのではないでしょうか。

そのために適切なアドバイスを行うことが、私たち医師を含めた医療従事者の大事な役割になります。

家族に適切なアドバイスをするのも医療従事者の役割

現在、治療薬がある病気では、薬を出して終わりという医療が行われるケースが残念ながらあります。薬だけで完全に治せるのであれば、それでもいいのかもしれません。しかし、認知症の場合は、そうはいきません。適切なアドバイスが必要になります。

これまで見てきたように、認知症の症状の中には、正常な認知機能をもった人から見たら、なかなか理解しがたい症状もあります。

アルツハイマー型認知症であれば、「何でさっき言ったことが覚えられないの！」と家族が患者さんを怒鳴ることがあります。こうした家族に対しては次のように説明します。


「海馬という、記憶をためておく貯金箱が萎縮して小さくなってしまっているんです。貯金箱でも、いっぱいになったら、もう入らなくなるでしょう。

同じように、新しい記憶が脳の中に入らなくなってしまっているんです。無理やり入れようとしても外にこぼれてしまうんです。

古い記憶は貯金箱の中にあるので思い出せるのですが、新しい記憶はもう入れられないんですよ。だから、やさしく接してあげてください」

本人が新しいことを覚えようと努力しても、病気のために覚えられないのです。自分ができないことで怒られるのは、誰でもつらいことです。怒られ続けるのは、針のむしろに座っているようなもので、それによって認知機能がさらに悪化してしまいます。

「水の流しっぱなしがあったら蛇口を閉めてあげてください。火のつけっぱなしがあったら消してあげてください」

家族にこうお願いすることもあります。家族が、認知症の症状が起きるメカニズムを理解し、症状に合ったふさわしい対応をすれば、病状は悪化しません。外来では、できるだけこうしたアドバイスをするよう心がけています。

「家族も第2の患者ですよ」

家族の人たちが私たちにこう言うことがあります。認知症の人がいれば、一緒に暮らす家族の日々の生活も何かと大変になります。家族がリフレッシュする時間、心と体を癒す時間も必要になります。

やさしく接してあげたいと思っていても、自分自身が疲れ切っていて心に余裕がなければ、やさしく接してあげることはできません。

介護保険を利用したデイサービスを利用すること。家族が旅行に行くときなどには、ショートステイのサービスを利用すること。こうしたことをアドバイスするのも医療従事者の役割です。しかしながら、実際には行われていないことが多いのが現状です。

コラム

10秒に1人のペースで増え続ける世界の認知症患者

今後、世界中で認知症患者が急激に増えるという推計値が発表されています。

WHOは2021年、認知症の人は世界に5500万人以上おり、2030年までに約7800万人、2050年までに約1億3900万人にまで増えるという予想を発表しています。[3]

また、国際アルツハイマー病協会も2015年に、2050年には世界の認知症患者が1億3200万人に達する可能性があると発表しています。[4]

2020年の世界における認知症患者数が仮に5000万人、2050年の患者数が仮に1億4000万人だとすると、30年間で9000万人、1年あたり300万人ずつ増える計算になります。1年間に300万人増えるということは、認知症を発症する人が「10秒に1人」の割合で世界のどこかにいるということです。

もちろん、これは推計をもとにした架空の単純計算にすぎません。しかし、私たちが考えている以上に、今後、認知症になる人が急速に増えることは間違いないのです。

認知症という病気は、ゆっくりゆっくり悪化していく病気で、健康な人がいきなり認知症になることはなく、必ずMCIの段階を経て、認知症になります。認知症の人が今後、急激に増えるということは、現在、予備軍であるMCIの人がそれだけ多くいるということなのです。

3　「世界の認知症患者、2030年までに7800万人へ増加＝WHO」ロイター通信2021年9月3日
4　"World Alzheimer Report 2015" Alzheimer's Disease International
https://www.alzint.org/resource/world-alzheimer-report-2015/

「認知症の崖」に向かって歩く人たち

MCIの段階であれば、認知症の予防対策を行うことで健康な状態に戻る可能性がありますが、ひとたび認知症になってしまうと、悪化を遅らせることはできても、健康な状態に戻すことはできなくなります。

このことを理解してもらうために、私はよく次のようなたとえ話をします。

多くの人たちが、「認知症の崖」に向かって歩いています。ただ、そのスピードは人それぞれ。走るように速く崖の先端に向かっている人もいれば、ほとんど進んでいない人、立ち止まっている人もいます。中には、崖の先端とは反対方向に歩いている人も少ないながらもいます。

崖の最先端までたどり着いた人は、次の瞬間、崖下の認知症という谷底に落下してしまいます。こうして落下する人が10秒に1人、世界のどこかにいるのです。

いったん崖から落ちてしまえば、再び崖の上にのぼってくることはできません。

私には、このたとえ話のように、ＭＣＩの人々が次々と認知症という谷底に落ちていくのが見えます。だから、「世の中は何をモタモタしているのだ。早く手を打たないと、何もしないで手をこまねいていると、どんどんＭＣＩの人々が認知症になってしまうんだぞ！」というあせりと危機感でいっぱいなのです。

崖の先端に向かって歩いているＭＣＩの人を見つけることができれば、引き返す方法や立ち止まる方法、ゆっくり進む方法などを伝えることができます。

ＭＣＩのときに、ＭＣＩであることが見逃されてしまうのか、発見されて予防対策を行うことができるのかは、その人の人生にとって大きな分かれ道なのです。

第4章

科学的に正しい認知症予防法

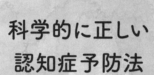

琴浦町の「介護保険負担額」が減少した理由

本章では、軽度認知障害（ＭＣＩ）の人が、その後、認知症にならない、認知症になるのを少しでも遅らせるために行う様々な予防方法について紹介していきます。

最初に紹介するのは、私もプログラムの開発に携わった「とっとり方式認知症予防プログラム」です。

このプログラムを開発するきっかけは、２００４年に鳥取県琴浦町で始まった認知症予防の取り組みでした。取り組みの最大の目的は、ＭＣＩの人を見つけて、認知症にならないように予防対策を行うこと。それから約18年が経過した現在も、この取り組みは続いています。

これだけ継続しているのは、きちんと成果が出ているからです。成果の一端を紹介すると、まず、琴浦町では認知症になる人が明らかに減りました。

認知症になると、介護保険を使っていろいろな介護サービスを受けることになりますが、認知症になる人が減ったことで、介護保険を利用する人、介護の認定を受ける人も減りました。その結果、琴浦町の介護保険の費用負担額において、平成16年には２３６０万円、平成20年には７８００万円もの費用削減効果がありました。

鳥取県全体では、介護保険の費用負担額は増えています。にもかかわらず、琴浦町だけが減ったのです。これが認知症予防の取り組みの成果であることは明白でしょう。

このことを知った、鳥取県の平井伸治知事が、「琴浦町の認知症予防の取り組みを、ぜひ鳥取県全体に広げてほしい」と言われました。その結果、鳥取県が全面的にバックアップすることになり、「とっとり方式」と呼べる認知症予防プログラムの開発がスタートしました。

プログラムのベースになったのは、琴浦町でこれまで実際にやってきたことです。科学的なエビデンスに即した内容にするため、さらにブラッシュアップし、プログラムに落とし込んでいきました。

具体的には、２０１６年度から、私が勤める鳥取大学と、鳥取県米子市の隣にある伯《ほう》耆《き》町《ちょう》、鳥取県の三者を中心に、様々な組織や個人が連携して認知症予防プログラムの開発に着手。17年度、18年度の2年間、伯耆町の高齢者136人を対象に、実際にこのプログラムの実証事業を行いました。この実証事業の結果が良好だったため、現在は、鳥取県全体に広げるのはもちろん、県外にも広げる活動が行われています。

平井知事は、4選を狙《ねら》った2019年4月の鳥取県知事選挙のマニフェスト（選挙公約）に、「とっとり方式認知症予防プログラムの普及など認知症対策推進」と、琴浦町の認知症予防の取り組みを鳥取県全体に拡大することを明記しています。

ただ残念なことに、2020年に新型コロナウイルスの感染拡大が起きたことで、思っていたようにはプログラムの普及がスムーズに進んでいません。

「有酸素運動」と「筋力運動」がメイン

とっとり方式認知症予防プログラムの内容は、「運動」「知的活動」「コミュニケーション」の3つに分けられます。それぞれ、かんたんに説明していきましょう。

運動のメインは「有酸素運動」と「筋力運動」の2つです。

◎ 準備体操

より詳しいやり方などは、右のQRコードから動画をご覧ください⇒

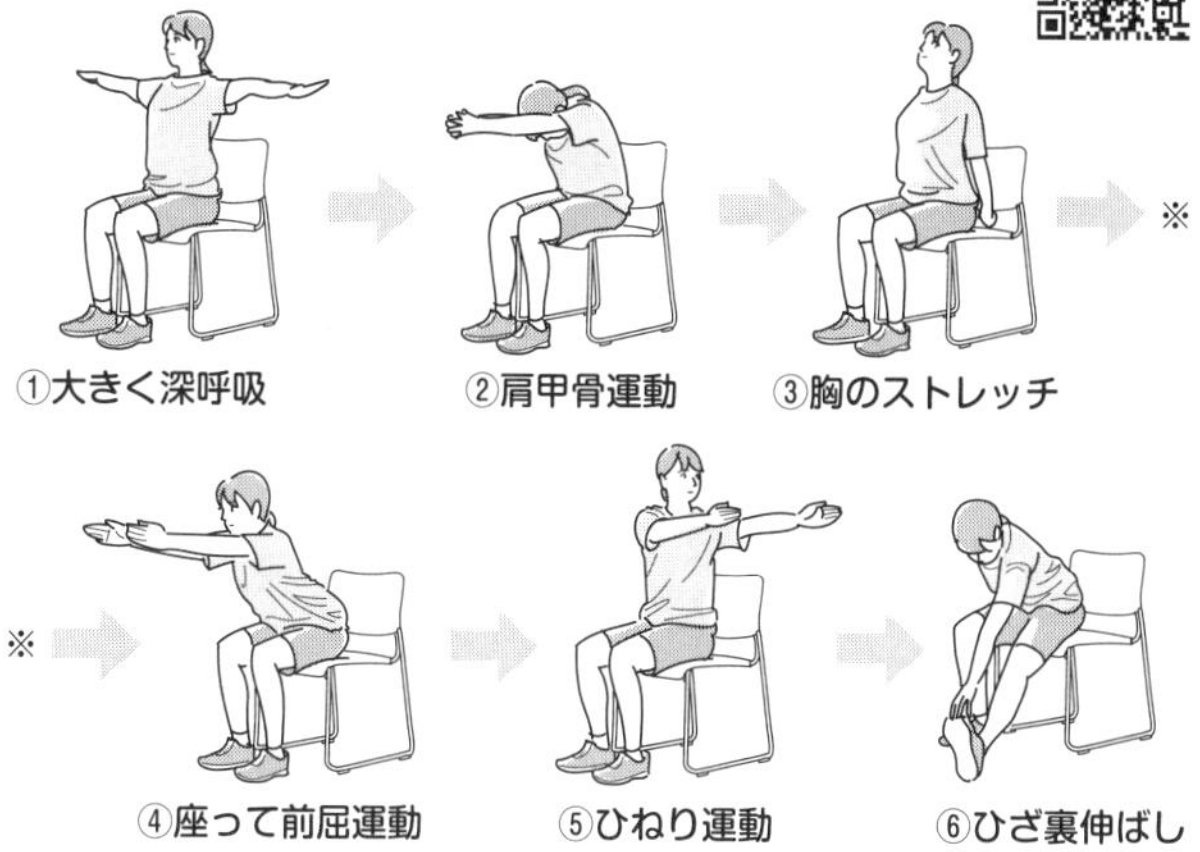

これらの運動でケガをしないために、事前に「準備体操」を10分程度行います。この準備体操で特に重視しているのが、ストレッチです。身体をしっかりと伸ばすことで、柔軟性がアップします。年齢を重ねると、筋肉をはじめ身体が硬くなりますので、できるだけストレッチで伸ばして、ほぐすようにします。

有酸素運動は、その場での足踏みや片足立ちを行います。スペースがあれば、足踏みだけでなく実際に歩きます。

筋力運動は、椅子を使ったスクワットやつま先立ち、サイドステップなど、高齢者が自分の身体と相談し、無理なくできるこ

◎ 有酸素運動

より詳しいやり方などは、右のQRコードから動画をご覧ください⇒

足踏み

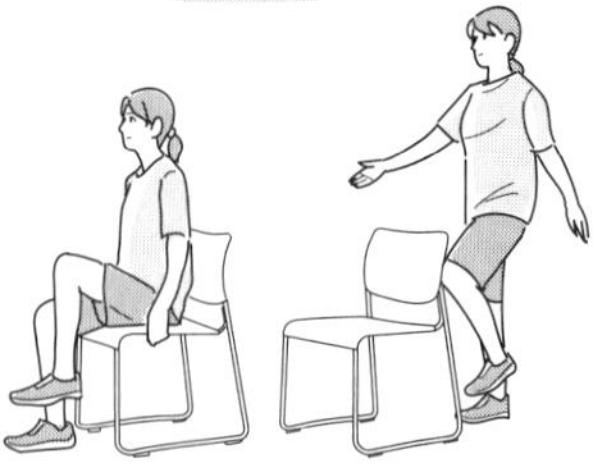

30秒間足踏みを行う。高齢者の場合や痛みを感じる場合は、座ってもOK（イラスト左）。

歩行

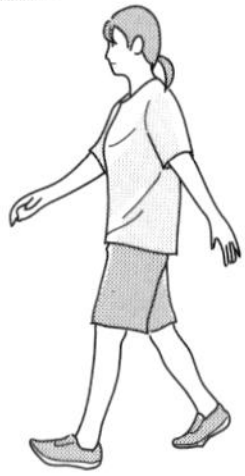

1分間で120歩（1秒に2歩）程度のペースで歩く。3分歩いた後、1分休憩する。息がやや弾む程度を目安に、足を上げて歩く、歩幅を広くするなど工夫する。

とを行います。筋力運動と言っても、筋肉隆々になることが目的ではなく、今ある筋肉を維持することが目的です。

より詳しいやり方を知りたい方は、プロの指導者による実演動画が鳥取県公式のYouTubeチャンネル「とっとり動画ちゃんねる」にあがっているので、そちらをご覧ください（図版内のQRコードからもアクセスできます）。

有酸素運動と筋力運動の両方を行うのに35分程度かけます。

最後に、深呼吸やストレッチなどの「整理体操」を5分程度行います。

以上の運動プログラムにかかる時間は、

◎ 筋力運動

より詳しいやり方などは、右のQRコードから動画をご覧ください⇒

椅子スクワット

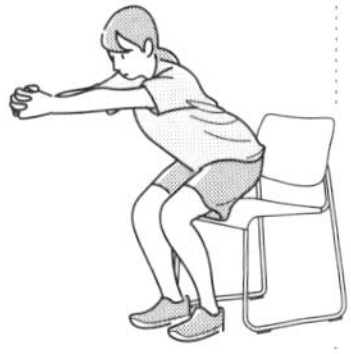

1〜4を数えながら、両手を前に伸ばし、椅子から5cmお尻を浮かせる。5〜8で元に戻す。3回行う。

つま先立ち

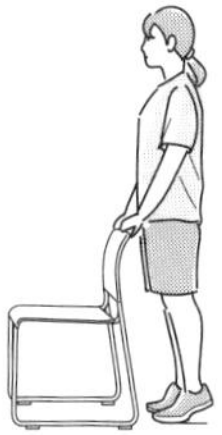

1〜4を数えながら、かかとを上げていく。5〜8で元に戻す。5回行う。

サイドステップ

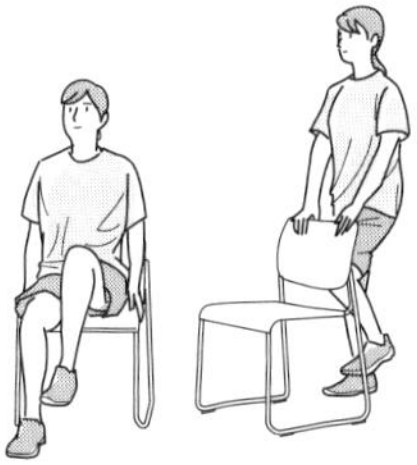

左右交互に横にステップする。8ステップを3回行う。高齢者の場合や痛みを感じる場合は、座ったまま、あるいは休憩をはさみながら行う（イラスト左）。

合計50分程度になります。

個人的にやる場合、有酸素運動として、ウォーキングやジョギング、水泳などを行っても効果が期待できます。ただ、第2章で述べたように、やりすぎには注意してください。

筋力運動にもいろいろな方法がありますが、こちらも無理は禁物です。筋肉に負荷をかけすぎると逆にケガをしてしまう可能性がありますので、注意が必要です。

高齢者にとって怖いのは、転倒です。つまずいてもかんたんには転ばない、踏ん張ることができるだけの筋力を維持することを目標にしましょう。

また、どんなに転ばないようにしていても、転んでしまうことがあります。そのときに、「上手に転ぶ」ことも大事なことです。

転倒しても骨折しないように、上手に転ぶために大切になるのが、柔軟性です。柔軟性を養うのが、プログラムの準備体操と整理体操で行うストレッチ。したがって、ストレッチも手を抜かずに行ってください。

とっとり方式では、認知機能の低下を防ぐだけでなく、筋力アップや柔軟性アップといった効果も期待できます。ＭＣＩの人に限らず、高齢者に広くおすすめできる内容になっています。

知的活動は8つの課題をまんべんなくやる

プログラムでは、運動を行ってから知的活動を行うまでの20分程度が、休憩時間になっています。休憩時間には、お茶などの飲み物を飲みながら、おしゃべりをしてもらいます。

休憩時間の目的の1つは水分補給です。運動後の水分補給は欠かせません。

もう1つの目的がコミュニケーションです。と言っても、何か特別なことをするわけではなく、近くにいる人たちと雑談しながら笑い合ったりしたら、それで十分です。

個人的にやる場合には、コミュニケーションは電話やオンラインでも構いません。とにかく人と話すこと。できれば、決まった人ではなく、初対面の人と話すことができると、認知症予防としての効果が上がります。

休憩後の知的活動では、次の8つの課題を設定し、様々な認知機能をまんべんなく刺激するようにしています。

1　近時記憶課題……記憶力ゲームやトランプの「神経衰弱」など

2　視空間認知課題……貼り絵や塗り絵、園芸療法、文字当てゲーム、シルエット当てゲームなど

3　作業記憶課題……クロスワードパズル、ナンバープレイス、数字の逆唱など
4　注意課題……文字探しゲーム、迷路、間違い探し、手芸、音（声）当てゲームなど
5　遂行力課題……折り紙、年間カレンダーづくり、じゃんけん、手指を使ったゲームなど
6　計算力課題……足し算・引き算・かけ算・わり算の計算問題、数字を使うゲームなど
7　判断力課題……パズル、お手玉遊び、風船バレー、輪投げ、ペットボトルボウリングなど
8　思考力課題……川柳、漢字ドリル、連想ゲーム、しりとり、クイズなど

とっとり方式では、50分程度、個人でできるものと、グループ全体で行うものを知的活動として行います。

エビデンスのあるものがおすすめ

とっとり方式認知症予防プログラムは、運動、休憩（コミュニケーション）、知的活動を行って約2時間。これを週1回、24週間実施します。

琴浦町で認知症予防の取り組みを始めてから、どのぐらいの間隔で予防教室を行うのが良いのか、試行錯誤しながら検討しました。

もちろん、運動や知的活動は、毎日行うのが一番予防効果が高いことは明らかです。しかしながら、予防教室として全町に広げるためには、会場やマンパワーなどの問題もあります。こうしたことも踏まえて、必要最低限の回数として週1回に落ち着きました。

ですので、個人的にやる場合には、週2～3回に回数を増やしても良いかもしれません。

また、有酸素運動と筋力トレーニングを両方バランス良く行うのであれば、厳密にこの運動でなければならないということはありません。

予防教室や予防プログラムとして、十数人以上が一緒にやる場合には、誰もができる運動を選びます。もし、ひざが悪くてある運動ができない場合には、その人だけ座った状態でできるような運動に変えて行うようにします。

そんなに特殊な運動を取り入れているわけではないので、「この運動はやりたくない」「自分には合わない」などと言われたことは、あまりありません。

知的活動も、個人でやる場合には、自分の好みでやってもらっても問題はありません。

注意点としては、8つの課題を紹介しましたが、どれか1つ、同じ課題ばかりを行うのではなく、様々な認知機能がアップするようにバランス良く、まんべんなく8つの課題を行うようにしましょう。

それぞれの課題ごとに、ゲームなどを紹介しましたが、これらは認知症予防の効果があることが科学的に証明された、エビデンスのあるものです。強制するわけではありりませんが、エビデンスのある知的活動を行うことをおすすめします。

「楽しんでやること」を忘れずに

科学的に証明されたエビデンスのある知的活動をいくつか紹介しましょう。

「絵を描く」ことは、認知症予防になります。認知機能の低下がそれほど進んでいない人は、絵を描くことに挑戦してみてください。

一方で、認知機能の低下が進んでしまっている人は、絵を描くことは難しいかもしれません。その場合には、塗り絵や貼り絵など、できることで構いません。認知機能に合わせて、やるものを選択しましょう。

「囲碁」や「将棋」「麻雀」が好きなら、それをやるのも良いでしょう。頭と指先を使いますので、認知症予防になります。

注意してほしいのは、「好きだったのにやらなくなった」「同好会のような集まりに行っていたのに行かなくなった」といったケースです。

囲碁や将棋などは、記憶力を必要とします。一手一手先を読んでいっても、もの忘れが始まっていると、それを覚えていられなくなります。その結果、勝てなくなります。勝負事は勝つから楽しいのであって、負けて楽しいという人はあまりいません。

集まりに行かなくなったのが、勝てなくなったからだとしたら、「以前はよく碁会に行っていたんだから、家でゴロゴロしていないで、また行きなさいよ」などと、「行け、行け」と尻を叩くのは逆効果です。ストレスにしかなりません。

そうは言っても、当の本人から「勝てなくなったから行かないんだ」とは、なかなか言えないものです。家族など周囲にいる人たちには、こうした本人の気持ちを察してあげるようにアドバイスします。

囲碁や将棋、麻雀は、コンピュータゲームでもできます。ゲームであれば、相手の強さを調節できますので、勝てるレベルで楽しくやることをおすすめしています。

「脳トレ」や「脳活」にも注意！

「認知症予防に最適！」などとうたった計算ドリルなどが、たくさん市販されていま
す。
「脳トレ」や「脳活」という言葉もよく見かけます。こうしたものも、頭と指先を使いますので、認知症予防の効果はあると思います。ただ、私はあまりおすすめしません。
なぜなら、好き嫌いがあるから。特に、嫌いな人、不得意な人にとっては、逆効果になることもあり得ます。

ある家庭を訪問した際、認知症のおじいさんに対して、おばあさんが鬼の形相で脳トレをやらせていました。
「脳トレは、認知症予防になるの！　大学の偉い先生もすすめているのよ。だから、がんばってやりなさい！」

こう言われたおじいさんは泣きながら脳トレをやっていました。私はそれを見て、思わず「やめてください」と止めに入りました。

運動でも、知的活動でも、楽しくやるから脳に良い刺激があり、認知症予防の効果があるのです。逆に言えば、楽しくないことをいくらやっても、脳に良い刺激とはならず、認知機能が良くなることもありません。

楽しくないことを延々とやらされることで、ストレスなどを感じて、認知機能が逆に悪化することすらあります。認知症予防教室も、やり方を間違えれば、「認知症悪化教室」になってしまう可能性があるのです。

イヤイヤやるのは逆効果。楽しい雰囲気の中で、本人が楽しいと思えることをやるのが一番です。家族や周囲の人たちは、こうした点にも配慮してほしいと思います。

さらに付け加えておくと、「これで認知症が予防できた」「これで認知症が治った」などと、過剰な宣伝文句で誤った印象を与えている商品やサービスが、世の中には山のようにあります。ウソではないと思いますが、たまたまその人に効果があっただけという可能性のほうが高いのではないでしょうか。こうした惹句《じゃっく》に踊らされることなく、自分が楽しくできることをやるようにしましょう。

黙読よりも音読、園芸や音楽も効果あり

子どものときに算数が得意だった人、珠算や暗算が好きだった人もいると思います。こうした人たちは、「10分かかっていた計算が８分でできるようになった」「70点しかとれなかった問題が90点とれるようになった」などと言って喜んでやっています。

こうした成果が目に見えてわかるものは、成果がアップするとてもうれしいので、またやりたくなり、継続する力になります。

読書も知的活動として、認知症予防の効果があります。普通に読むだけでもいいのですが、音読をすると、さらに効果がアップします。

鳥取県では、図書館が住民の集まる場所になっています。そこで、県内の図書館が協力して「音読教室」を実施しています。黙読よりも、声に出して読む音読のほうが脳の活性化につながることがわかっているからです。

黙読は目からの刺激だけですが、声に出せば、口やのどの筋肉を使います。自分の声を聞くことで聴覚も刺激されます。また、音読教室に行けば、そこまで歩くことになり、図書館でも、その途中でも、いろいろな人とおしゃべりできます。

老眼になって、本を読むのがつらくなったという人もいるでしょう。こうした高齢者向けに、活字の大きな本も増えてきました。

また、「本は読まないけれども、新聞は読む」という人が高齢者には多いのではないでしょうか。新聞を読むことが生活の一部になっている人もいます。

こうした人には、「新聞の一部分だけでいいので、声に出して読んでみたらどうですか」とすすめます。その効果は、先ほど述べた通りです。

家の中で本や新聞を読むよりも、外で身体を動かすほうが好きだという人もいると思います。こうした人は、家庭菜園などを行うのも良い方法です。「園芸療法」は、認知症予防に効果があると言われています。

種をまき、水や肥料を与えて育て、花が咲き、実がなる。自分がつくった野菜などを食べれば、それはそれは味わい深いことでしょう。日々、脳への刺激が多くあることに加え、日光に当たることも良い刺激になります。

楽器の演奏は、「音楽療法」という範疇《はんちゅう》に入ります。音楽療法の中でも、楽器の演奏が一番エビデンスレベルが高いのは、楽譜を見ながら手や指先を細かく動かすから。楽器の演奏では、音をよく聴くことも大切になるため、聴覚の刺激にもなります。演奏会などを行って人前で演奏すれば、それだけ脳への刺激が増え、さらに認知症の予防効果がアップします。

カラオケで歌うのも音楽療法の１つです。カラオケで自ら歌うのは能動的音楽療法で、他人が歌うのを聴いているときは受動的音楽療法になります。テレビやラジオ、ＤＶＤなどで音楽を聴くのも受動的音楽療法です。受動的なものよりも、能動的なもののほうが、予防効果が高いのは言うまでもありません。

笑うことが認知症予防になるという報告もあります。怒っているよりは、笑っているほうが認知機能に良いことは確かですが、笑いにもいろいろあります。

単なるバカバカしい話で笑うより、脳を刺激するような笑いのほうが、より効果があるのではないかと、私は思っています。たまにはバカバカしい笑いもいいですが、そればかりだとつまらなくなってしまいます。やはり、ちょっと考えてから思わず笑ってしまうような、脳を使う笑いが良いのではないでしょうか。

サプリメントは本当に有効か？

認知症予防につながる食事については、近年、非常に注目が集まっています。

食事は、生活習慣の中でも、睡眠などと並んで毎日必ず行うものです。ですから、食事が認知症の発症や進行、予防にも大きく関係するであろうことは間違いありません。

そう考える研究者たちが、日夜、様々な「食事療法」につながる研究を行っていますが、残念ながら、しっかりとしたエビデンスは、まだ確立されていません。

食事療法を考えるうえで難しいのは、食事は総合的に考える必要がある点です。

たとえば、加齢（老化）にともなって減っていく成分の中には、食事などでかんたんに補うことができない成分があります。だからサプリメントでその成分を補うのが良いと言われることがあります。

確かに、不足する成分をサプリメントで補えるのであれば、便利ですし、効果もあるでしょう。ただ、サプリメントはかんたんに飲めるだけに、飲みすぎてしまう、その成分を過剰に摂取してしまう危険があります。

ビタミン摂取は、認知症予防に効果があることがわかっています。私も、外来に初めて来た患者さんに対しては、必ず血液検査を行い、ビタミンの測定を行います。

こうした人たちの中に、ビタミンの数値が異常に高い人がいます。おそらくサプリメントを飲みすぎてしまっているのです。こうした人は、良かれと思って飲んでいるのかもしれませんが、逆に危険なのではないかと私は危惧しています。

人間の身体に必要な成分には、だいたいペアがあります。たとえば、ナトリウムとカリウム。ナトリウムの代表は塩分で、塩分をとりすぎると血圧が上がるため、「塩分のとりすぎに注意しましょう」と言われます。

これは誰にとっても大事なことです。では逆に、塩分を極端に減らしたらどうなるでしょうか。ナトリウムが減ると、カリウムが増えます。カリウムが増えるとどうなるか。カリウムが増えすぎると心臓が止まってしまいます。カリウムが増えすぎることも、命に関わるほどの危険があるのです。

このように、人間に必要な成分にはペアがあることを考慮すれば、どちらか一方だけを過剰に増やす、あるいは過剰に減らすことは、総合的に見た場合、人間の身体にとって決して良いことではありません。

サプリメントはもちろん、食事においても、こうした総合的な見地から、認知症予防に効果があるのかを検討し、判断することが重要になります。

食事や栄養の「不足」は問題だが「過剰摂取」も危険

食事については、私たちの日本認知症予防学会でも、今後しっかりと研究していかなければならない大きな課題にあげられています。

九州大学大学院医学研究院が、福岡県の久山町《ひさやまちょう》の住民を対象に、60年以上にわたって生活習慣病の疫学調査を行っています。この「久山町研究」のデータによると、日本人は一般的に乳製品の摂取量が少なく、乳製品の摂取量が少ない人ほど認知症になりやすいことがわかっています。

このように言うと、誰もが乳製品をとらなければならないと勘違いし、不足している人だけでなく、すでに十分に摂取している人まで、さらに乳製品をとろうとします。

摂取量が少なく、不足している成分については、適切な量まで、その成分を摂取することが大事になります。不足分を補うことが大切なのです。

しかし、十分に摂取している人がそれ以上に摂取したらどうなるか。当然、過剰になってしまいます。これが危険なことは、先ほど述べた通りです。

正しくは、「足りない分を補いましょう」と言わなければならないのですが、なぜか「たくさんとりましょう」といった誤った情報提供になっていることが、日本では多い印象があります。

繰り返しになりますが、不足することも危険ですが、過剰な摂取も同様に危険です。大事なことは、いろいろな情報に惑わされることなく、バランスのとれた食事を心がけることです。

どうしてもサプリメントで成分を補いたいという人は、日本認知症予防学会がエビデンス認定しているサプリメントを発表していますので、それを参考にしてください[1]。

サプリメントも千差万別です。効果がきちんと検証できていないものを摂取するのは、避けたほうが無難なのではないでしょうか。

質の良い睡眠が、認知症を予防する

食事と同様、毎日必ず行うことに睡眠があります。「質の悪い睡眠」が認知症のリスク因子になるかもしれないことは、第２章で指摘した通りです。

そこでも述べましたが、毎日、適度な運動をして、頭と身体の両方がバランス良く疲れて寝るというのが、質の良い睡眠につながります。

運動と言うと、わざわざやらなければならないことのように思われがちですが、日常生活でできることも多くあります。

たとえば、地方に住んでいれば、車なしの生活は考えられません。このため、自宅の前にとめてある車に乗って、目的の建物の前まで車で行くと、ほとんど歩きません。

そこで、わざと目的の建物から一番遠いところに駐車します。これだけでも、歩く量が格段に増えます。エレベーターやエスカレーターを使わずに階段を上り下りするのも有効です。

1　一般社団法人認知症予防学会エビデンス委員会
http://ninchishou.jp/publics/index/72/

「日々の生活の中で、1歩でも多く歩くことを心がけてください」

運動不足気味の人やよく眠れないという人には、こうしたアドバイスをしています。

1日8000～9000歩、歩くのが健康に良いというデータもあります。そこまで多く歩けないにしても、歩く工夫をして、できるだけ歩くようにしましょう。

逆に、毎日1万歩以上歩いているという人は、歩きすぎ、有酸素運動のやりすぎの可能性があります。これも第2章で述べたことですが、有酸素運動をやりすぎてしまうと、筋肉が落ちてしまいます。1日に1万歩を超える日が多いという人は、気をつけるようにしてください。

「運動は健康に良い」とよく言います。しかし、これは言葉足らずで、正しくは、「適度な運動は健康に良い」です。

先ほどの食事やサプリメントと同様、不足は問題ですが、過剰も危険です。運動のやりすぎは、健康を害する可能性があります。

その証拠に、アスリートは極限まで運動し、そのあげくにケガなどをしてしまい、身体を壊すことが多くあります。もちろん、アスリートはそれを承知のうえで限界に挑戦しているのですから、それを非難するつもりはまったくありません。

ただ、運動は身体の害になることもあるのだということを、運動が好きな人ほど、特に肝に銘じておいてほしいと思います。

旅行に行くなら、計画から楽しもう

毎日、同じような日々を繰り返していると、どうしても脳への刺激が少なくなります。こうしたときに、ＭＣＩの人の認知症予防として特に有効なのが、旅行です。

旅行に行く日は、ワクワクして早く目が覚めるものです。車で行くにしても、電車で行くにしても、きれいな景色を見たり、美味しいものを食べたりと、日常とはまったく違う刺激に満ちあふれています。旅行ができる人は、旅行に行くことをおすすめします。

認知症予防としてさらに言えば、旅行は、行って楽しむだけでなく、行く前、旅行の計画を立てるところから楽しむことができると、効果が何倍にもなります。

旅行会社のツアーをあれこれ検討して参加するのも良いですが、そうせずに、自分で旅行プランを立ててみる。それを旅行会社などの専門家に見てもらってアドバイスをもらう。こうすると、旅行に行く前から日頃使わない脳の神経細胞をいろいろと使うことになり、脳への刺激が何倍にもなります。


旅行は、認知機能のさらなる悪化を予防する効果があります。ただし、すでに認知症になってしまっている人を旅行に連れていく場合には、それなりの配慮が必要です。

家族が旅行に行きたい。だけど、認知症のおじいさんを1人、家に置いていくことはできない。そこで一緒に連れていってしまえばいいと考えたとしましょう。

実際、認知症の人のために旅行に行くのではなく、一緒に連れていってあげることのほうが多いと思います。その場合、何の配慮もしないと、認知症の人にとって楽しくない旅行になってしまう可能性があります。

たとえば、若い人たちが歩くペースで高齢者が連れ歩かされることになると、そのペースについていくのが精一杯で、何かを楽しんでいる余裕などありません。楽しくなければ、認知症の予防になるどころか、逆に悪化させてしまいます。

ですから、認知症の人を旅行に連れていく際には、「時間的にゆとりのある計画にする」「認知症の人の移動にはタクシーを使う」など、それなりの配慮を行う必要があるのです。

旅行に行ったあと、撮影した写真などを整理しながら、旅行日記をつけるのも、認知症予防になります。日記をつけるためには、その日1日、朝から晩まで、どんなことをやったか思い出そうとします。それを日記帳などに書けば、頭も使い、指先も使うことになり、認知症予防になります。

もちろん、これは旅行日記に限らず、日々の日記をつける場合でも同じです。日記をつけることは、ＭＣＩの人の認知症予防に有効な方法だと思います。

さらに言えば、字を書くこと自体が認知症予防になると考えています。毎日指先を使って字を書くだけでも、知的活動になります。

忘れないようにメモをとるのも良いことです。ただ、認知症が進んでしまうと、「メモをとったことを忘れてしまう」、あるいは、「書いたメモをどこに置いたかわからない」といったことが起きますが……。

パソコンで日記を書くのも、頭と指先を使うという点では良いことです。ただ、パソコンで書くと、漢字を忘れてしまいます。パソコンでは、変換キーを押せば、いくつかの漢字が出てきますので、それを見て正しい漢字を選ぶだけですみます。日記帳やノートに書く場合には、しっかりとその漢字を思い出さないと書けません。ですから、手で書いたほうが認知症の予防効果は高いと言えるでしょう。

認知障害が始まる前に起きる障害とは？

ＭＣＩの人の認知症予防として、特におすすめしているのが、アロマセラピーです。アロマセラピーが認知症予防になると言うと、多くの人が驚きます。それも無理のないことで、私自身、まさかアロマセラピーが認知症予防になるなどとは、以前はまったく考えもしていませんでした。

これまで何度か述べてきたように、私は医師になりたてのころ、鳥取県大山町で行われた疫学調査に参加しました。大山町の役場の人たちと保健師の人たちの協力を得て、65歳以上の人たちの家庭訪問を行い、認知機能が正常かどうか調査しました。

「わざわざ大学病院の先生が来てくださったのですか」

まだ若造だった私に対しても、このように言って歓迎してくれ、どこのお宅に行っても、お茶とおまんじゅうが出てきました。

あるお宅を訪問した際、おまんじゅうに白いものが見えました。カビが生えているのかもしれないと思い、一緒に行った保健師さんを見ると、うなずきます。

「ちょっと、おかしいですね」と言いながらお互いに顔を見合わせ、冷蔵庫の中を見させてもらうと、明らかに腐っているものが入っていました。

「においませんか？」と聞くと、「ええっ、そうですか。私は何もにおいませんけど……」と、おばあさんは答えます。

認知機能が低下したから、においがわからないのかなと思い、認知機能検査を行いましたが、結果はそれほど悪くありません。それなのに、においがわからない。

このおばあさんは、その後、次第に認知機能が低下していきました。

「もしかすると、認知機能が低下するよりも先に、においがわからなくなる嗅覚障害が起きるのかもしれない」

こう考えた私は、それから大規模な臨床研究を行います。その結果、私の考えた通り、嗅覚障害が起こってから、認知障害が起こることが明らかになりました。

アルツハイマー型認知症では、アミロイドβたんぱくがたまるのが最初の変化だと言われています。神経病理の専門医に調べてもらうと、鼻の奥にある嗅神経にアミロイドβたんぱくが、認知障害の初期からたまっていることが判明しました。

これで嗅覚障害が認知障害に先行することが証明されました。

アロマセラピーとの出合い

認知症のような「神経変性疾患」と呼ばれる疾患群には、１つ大きな特徴がありま
す。それば、障害が起きる順番が決まっていることです。
嗅神経が最初に障害を起こすのであれば、嗅神経の障害を早く見つけて、嗅神経の変
性を止めれば、次の、記憶を司る海馬の神経変性を起こさずにすみます。
「嗅覚障害を早期に見つけることは、認知症の究極の予防方法なのではないか」
こう考えたわけです。そして、次に考えたのが、「嗅神経が弱ってきた段階で、何を
したら嗅神経の変性を食い止められるのか」ということです。
いろいろ試行錯誤したあげく、行き着いたのがアロマセラピーでした。アロマセラピ
ーという名前は私も知っていましたが、アロマセラピーに興味も関心もなかったため、
リラクゼーションや香りを楽しむ方法だという認識しかありませんでした。
医療にアロマの香りを使うなどという発想は、まったくなかったのです。
ところが、たまたま読んでいた雑誌に、「メディカル・アロマセラピー」に関する記
事が載っていました。これを読んで、アロマセラピーは医療にも使われていること、フ
ランスでは実に２００年以上の歴史があることなどを知ります。

日本では、いまだにアロマセラピーは保険医療になっていませんが、フランスでは保険医療として認められており、薬を処方するように、アロマを処方することが当たり前に行われています。日本ではアロマオイルを飲むことは許可されていませんが、フランスではアロマオイルを薬のように飲んで治療することも行われています。

いろいろと調べれば調べるほど、アロマセラピーを見る目が変わっていきました。

なぜアロマセラピーで予防できるのか？

薬を内服したり、注射で打ったりすると、血液中に薬の成分が入ります。脳には、「血液脳関門」という脳の関所があり、そこで血液中の薬の成分がブロックされてしまうため、脳の患部まで薬が届きません。これが、脳の病気の治療が難しい理由の1つです。

仮に、薬を100投与したとしても、1しか血液脳関門を越えないとしたら、大量の薬を内服する、あるいは注射しないと、必要な量を脳の患部に届けることができません。

しかし、大量の薬を投与すれば、脳の患部に必要な量の薬が届いて効果が出たとしても、脳以外の部分でひどい副作用が起きてしまうことが多々あります。このため、実際には薬の大量投与はできないことが多いのです。

内側からがダメなら、外側からと考えますが、脳は硬い頭蓋骨に守られています。このため、外から薬を投与することもできません。

しかし、嗅神経だけは例外的に、頭蓋骨の外、鼻の奥の部分に露出しています。このため、香りが薬の役目を果たすとしたら、鼻から直接吸うことができ、嗅神経をダイレクトに刺激できます。この刺激で嗅神経の変性を止めることができれば、認知症を予防できます。アロマセラピーは、予防のアプローチとしては、かなり可能性の高い良質な方法だったのです。

こうしたことから、「ちょっとアロマの香りを試してみるか」ということになりました。

いろいろな香りを試す中で、認知症予防に効果があるアロマの香りを発見することができ、現在のように認知症予防にアロマセラピーを活用できるようになったのです。

効果が高いアロマの香りは何か？

現在、認知症予防効果のエビデンスがあるアロマの香りは、昼用と夜用、それぞれ1つだけです。

昼用は、「ローズマリー・カンファー」と「レモン」のアロマオイルを2対1に配合したものの香り。夜用は、「真正ラベンダー」と「スイートオレンジ」のアロマオイルを2対1に配合したものの香りです。

昼用は、脳を活性化する香りで、夜用は、脳の疲れをとる香りです。

これらの香りを見つけるために、まずは文献を読み、脳に効果がありそうなアロマオイルがないかを調べてみました。

ローズマリーは、シソ科に属する常緑性低木で、ローズマリー・カンファー、ローズマリー・ベルベノン、ローズマリー・シネオールという3種類があります。

この中で、ローズマリー・カンファーが脳への移行が一番良いことがわかっていましたが、アロマにはほとんど使われていませんでした。

あるアロマに関する法人が発行するアロマの検定や資格試験のテキストには、ローズマリー・カンファーには神経毒性があると書かれており、使用しないようにと記載されていました。ですからほとんど使われていませんでした。

私があるテレビ番組で、「ローズマリー・カンファーの香りが認知症予防に効果がある」と言ったら、アロマセラピストなどから批判の電話や手紙が殺到しました。

「神経毒性があるアロマを使用するなんて信じられない！　危険極まりない！」

しかし、私たち脳神経内科医に言わせれば、神経毒性があるということは、それだけ脳への移行性が非常に良いということです。

私たちが治療に使用している薬でも、使用量を間違えれば毒になります。「毒にも薬にもならない」と言いますが、裏を返せば、毒になるものは薬にもなるということ。適量を使用すれば、毒も薬になるのです。

ローズマリー・カンファーに神経毒性があるということは、それだけ脳への移行性が高いということで、効果が期待できるのではないかと考えました。

動物実験では、いくつかの香りを動物に嗅がせて、アミロイドβたんぱくがどれぐらい減るかを調査しました。実験の結果、ローズマリー・カンファーが、脳の神経細胞に最も効果がある最適なアロマオイルとして選ばれました。

2番目に結果が良かったのがレモンでした。

柑橘系の香りには相乗効果があった！

最初は、最も効果が高いローズマリー・カンファーの香りだけで良いだろうと考えました。ただ、私の中で何か引っかかるものがあり、「ローズマリー・カンファーの香り単独で本当にいいのだろうか」という迷いが生じました。

ローズマリー・カンファーとレモンをブレンドしたら相乗効果が得られるのではないか。

単なる思いつきだったのですが、実際にブレンドしてみると、１＋１＝２以上の効果があることがわかりました。

夜用も同様で、真正ラベンダーの香りが最も効果があり、スイートオレンジが２番目でした。これらをブレンドしたら、やはり相乗効果が得られることがわかりました。

前にも述べたように、私はもともとアロマに関心の高い研究者ではありません。なので、恥ずかしながらアロマに関する基礎知識についての勉強が不十分でした。

ブレンドしたアロマオイルを認知症予防に推奨するようになると、いろいろなところから講演の依頼が来るようになりました。アロマへの関心が高い人から講演に呼ばれるわけですから、アロマの基礎知識がないのはまずいと考え、後付けで多くの本を読みました。

そうしたら、ある本に「柑橘系の香りは、一般的に他の香りとの相乗効果をもたらす」と書いてあるではありませんか。これを読んで、レモンやスイートオレンジの香りに相乗効果があることを初めて知ったのです。

これから述べることは余談なので、読み飛ばしてもらって構いません。

12世紀ごろ、ハンガリーのある王妃は70歳近くになられていました。現在の70歳とはまったく違い、かなり老化が進んでいました。あるとき、とうとう病気になってしまったのですが、何とか回復してもらいたいと、側近たちがいろいろ調べて知恵を絞りました。

つくられたのが、「ハンガリアンウォーター」という水です。これを王妃に服用してもらったところ、見事に健康を取り戻しただけでなく、40代に見えるほど若返ったそうです。

しかも、真偽は定かではありませんが、隣国の20代の王子からプロポーズされたという逸話が残っています。

このハンガリアンウォーターとは何だったのでしょうか。

ハンガリアンウォーターの主成分は、ローズマリーの花から抽出された成分でした。そして、最初につくったハンガリアンウォーターにはローズマリーだけが入っていたのですが、その後、レモンの絞り汁を加えるようになります。

この記述を読んだとき、私は鳥肌が立ちました。私と同じようなことを考えた人が、大昔の12世紀にもいたのです。やはり、私独自の発想などではなく、物事を突き詰めて考えていけば、同じような答えにたどり着くものなのかもしれません。

アロマオイルは「天然」を選ぶ

ローズマリー・カンファーとレモンのアロマオイルを2対1の割合でブレンドしたり、真正ラベンダーとスイートオレンジのアロマオイルを2対1の割合でブレンドしたりすることは、アロマに関してある程度の知識と技術がある人であれば、誰でもできます。

そうした知識や技術がない人でも、すでにブレンドされているアロマオイルを購入して使用すれば、すぐにアロマセラピーで認知症予防ができます。

こうしたアロマオイルを購入する際に注意してほしいのが、天然のオイル、できれば無農薬で栽培された植物から抽出したオイルを選ぶことです。

市販されている多くのアロマオイルは、化学合成して似たような香りをつくり出している人工オイルです。こうした商品にも、私が推奨しているブレンドのアロマオイルだという表示があったりします。

私は、その商品をまったく推奨していませんが、推奨しているかのような誤解を一般の人に与えてしまう商品があります。

私が推奨している天然のアロマオイルは、人工オイルに比べると少々割高です。価格が安いほうがいいということで、人工オイルを選ぶ人も少なくありません。

しかし、化学合成した香りの人工オイルは、自然界に存在しているものではないため、人間の身体に吸収されたら異物になります。異物は肝臓に運ばれて処理されますが、処理しきれないということも起き得ます。肝臓に異物が蓄積していって肝障害を起こして命を落とすなどということになったら目も当てられません。

短期間、ちょっと試してみるだけならいいかもしれませんが、認知症予防としてアロマセラピーを行う場合には、10年以上の長期間になります。だからこそ、身体に副作用を起こす可能性が限りなく低い安全な天然のアロマオイルを使っていただきたい。

インターネットで検索すると、たくさんのアロマオイル商品が列挙されます。あまりにたくさんあるので、どれが天然オイルなのか、一見しただけではわかりません。

かつて「アロマと認知症予防」というテーマで講演をしたことがあります。講演を依頼してくださった主催者である保健師さんは、「先生のアロマが好きで愛用しているんです」と言ってくれ、使っているアロマオイルを見せてくれました。

そうしたら、私が推奨しているアロマオイルではなく、化学合成されたアロマオイルでした。「これはいけませんよ」と、理由を説明しました。保健師のような専門職であっても判別がつかないほどなのです。

化学合成したアロマオイルを使い続けるのは危険なことなので、「浦上式」を商標登録し、推奨できる確かな商品を販売してもらうことにしました。この商品は、１００％天然のオーガニック（無農薬・無化学肥料）アロマオイルです。

昼用と夜用のセットで約６０００円。使い方によって変わりますが、１～２か月分になります。仮に2か月、約60日で使い切ったとすると1日１００円です。これで認知症を防げるのであれば、それほど高い買い物ではないのではないでしょうか。

認知症になってしまったら、薬代や介護費用など、その何倍も支払うことになります。

また、お金以上に、心理的なストレスや負担も増大します。こうしたことを考え合わせれば、アロマセラピーによる認知症予防は、かなりお得なのではないかと思います。

昼間はペンダント、夜は芳香器がおすすめ

アロマセラピーは、毎日行うのが基本です。

日中、事務仕事などで同じ部屋にずっといるという人は、机の上などにローズマリー・カンファーとレモンのアロマオイルを入れた芳香器を置いておけば、香りをかぐことができます。

しかし、大半の人は、日中、歩き回ることが多いと思います。こうした人は、アロマオイルを入れることができるアロマペンダントなどにアロマオイルを数滴たらして首に

ぶら下げておきます。これならば、どこに移動しても香りをかぐことができます。

夜はベッドや布団で眠りますから、真正ラベンダーとスイートオレンジのアロマオイルを入れた芳香器を枕元に置いておけば、香りをかぎながら眠ることができます。

アロマセラピーによる認知症予防の最適者は、ＭＣＩの人です。10年以上、毎日アロマセラピーを行っているＭＣＩの人がいますが、この人は認知機能が低下することなく、良い状態を維持できています。

どちらかと言えば、アロマセラピーを始めても、途中でやめてしまう人のほうが多いかもしれません。そうした人たちは、認知機能が悪化してしまいます。

アロマセラピーをやめてしまったことで、ばつが悪くなったのか、来院されなくなる人もいます。こうした人が久しぶりに来院されると、たいてい完全な認知症になっています。

軽度認知症と診断された人が、わらにもすがる気持ちでアロマセラピーを始めたケースもあります。

薬物治療が第一ですが、認知機能を回復する薬はありませんので、少しでも病気の進行を遅らせるために、薬に加えてアロマセラピーを行う人もいます。

アロマセラピーによって認知機能が回復することはありませんが、悪化を防ぐ効果があることは科学的に確認しています。ですから、「あきらめずに、アロマセラピーをやってみてはいかがでしょうか」とすすめることはあります。

ＭＣＩにもなっていない、認知機能が正常な人にも、アロマセラピーは効果があると考えています。認知症は、10年、20年、30年かけて、ゆっくり悪くなる病気です。その間、病気が進行していることに気づくことは通常ありません。そうであるならば、40代から予防を始めたとしても早すぎるということはありません。

規則正しい生活習慣が認知症を遠ざける

第2章で、『Lancet』に掲載された認知症の12のリスク因子を紹介しましたが、ＭＣ

Ｉの人は、これらのリスク因子を１つでも減らす生活習慣を身につけることが大切です。

たとえば、毎朝きちんと規則正しく起きる。朝起きるのが遅くなると、朝食を食べる時間も遅くなります。朝食と昼食を兼ねた食事を「ブランチ」などと呼びますが、名前はかっこよくても、健康に良いとは言えません。朝食を食べない生活も良くありません。

やはり、１日３食、栄養バランスのとれた食事を決まった時間にきちんと食べることが、何よりも健康につながります。

昼食後に昼寝をする人がいます。疫学調査によれば、30分程度の昼寝であれば、昼寝をしている人のほうが認知症になりにくく、１時間以上も昼寝をする人はかえって認知症になりやすいことがわかっています。

午前中にしっかりと頭と身体を使うと、昼食後に眠くなることは誰にでもあります。こうしたときに、脳の神経細胞の小休止として短時間の昼寝は効果的なのではないかと言われています。

昼間に1時間以上寝たら、夜、寝つきが悪くなるでしょう。寝る時間が遅くなれば、朝起きる時間が遅くなりがちです。夜遅く寝て、朝早く起きられたとしても、睡眠時間が短くなってしまいます。

夜、眠れないから昼寝をする。昼寝をするから夜、眠れなくなる。悪循環です。

このように、1時間以上の昼寝は、規則正しい生活リズムを狂わせる原因にもなります。

「昼寝をするなら、30分程度が良いですよ。長くても1時間以内にしてください」

昼寝に関する相談に対しては、このようにアドバイスします。


テレビを見ることは、悪いことではありません。ただ、テレビは一方通行のメディアですから、受け身にならざるを得ません。脳への刺激という点では、受動的なものよりも、能動的なもののほうが大きく刺激されます。

テレビを見ながら居眠りしている人も多いのではないでしょうか。居眠りしてしまうということは、脳への刺激があまりないということの証《あかし》でしょう。

午前中や午後の時間の行動としては、やはり、自分から行う能動的なものがおすすめです。

身体を動かすのなら、散歩や軽い運動、農作業、園芸などなど。

私たちが知的活動と呼んでいる頭と指先を動かす活動としては、絵を描く、字を書く、クロスワードパズルなどをやる、間違い探しをやる、囲碁や将棋をやる、などなど。

曜日ごとにやることを決めて、それを日課として毎週行うのも良い方法です。自分が楽しいと思うことを選んで、日課にしてみてください。

生活習慣病をもっている人は、きちんと薬を飲み、継続的に数値をコントロールすることが何よりも大事になります。

ＭＣＩの人は、規則正しい生活を心がけ、それが生活習慣として確立できれば、自ずと認知症のほうから遠ざかっていくことと思います。

第5章

認知症とともに生きる

「痴呆症」と呼ばれ、迎えた悲しき最期

前章では、軽度認知障害（ＭＣＩ）の人が、さらに認知機能を低下させてしまわないように、認知症にならずにすむように、様々な予防方法について述べました。こうした予防を行っていても、残念ながら、最終的には認知症になってしまう人がいます。最初はもの忘れだけだったのが、記憶力以外の認知機能まで低下する。それによって、これまでできていたことがだんだんできなくなります。自分がやりたいこともできなくなる。

そして、いろいろなことができなくなることによって、家族をはじめとした周囲の人たちに迷惑をかけるようになってしまいます。これほど心苦しいことはありません。

若年性認知症の人であれば、社会でバリバリ活躍していたのに、記憶障害による失敗が増え、思うように成果が出せなくなります。そうなると、生きがいだった仕事からも

離れざるを得なくなります。

会社を辞めてしまうと収入がなくなります。家族を支えていた人が、家族のお荷物になってしまう。家族から冷たい言葉を浴びせられることもあるかもしれません。

こうした変化に精神的に耐え切れず、人格が崩壊してしまう人が、ひと昔前までは少なからずいました。

その当時、認知症は、「痴呆症」と呼ばれていました。何とも悲しい病名だと感じるのは私だけではないでしょう。そうした経緯もあり、2004年12月、厚生労働省の用語検討会において「認知症」への言い換えが決まりました。痴呆症が認知症と呼ばれるようになってから、まだ20年も経っていないのです。

多くの人たちから尊敬を集めていた人が、街中を素っ裸で走るようになってしまう。そんな見るに堪えないようなことが現実に起きました。

こうした人を長い間支え続けるのは本当に大変なことです。その期間が長くなればなるほど、家族はどんどん疲弊してしまいます。

「先生、やっと死んでくれました。心の底から、ほっとしました」

私にこう語った家族も1人や2人ではありません。他の病気で亡くなったら、「惜しい人を亡くした」「もっと長生きしてほしかった」などと言われたであろう人が、「やっと死んでくれた」と言われてしまう。これは人間にとって最も悲しいことなのではないでしょうか。

こうした悲惨な最期を誰一人として迎えないようにという思いで、認知症の専門医として私はこれまでやってきました。

もちろん、私たちにできることは限られています。低下した認知機能を回復する治療薬はなく、認知症の患者さんを治すことはできません。

私たちにできるのは、患者さん一人ひとりの症状に適した対処法をアドバイスすること、家族の負担が少しでも減るようなアドバイスをすることに尽きます。

認知症になったあとも、家族に支えられて、良い人生を歩んでいる人が大勢います。そうした人を1人でも増やしていくことが、私たち医療従事者の役目だと考えています。

家族だから、上手くいかないことも

認知症の症状が、軽度から中等度、重度へと進んでいくと、家族だけで患者さんを支えることは難しくなります。無理をしてしまうと、家族のほうが先に参ってしまいます。家族がすべてを抱えてしまうのは、患者さん本人にとっても、家族にとっても、良いことではないのです。

最初は、デイサービスやデイケアなどを昼間に利用することを家族にすすめます。四六時中、顔を付き合わせていたら、言葉がどんどんきつくなります。介護する側の気持ちに余裕がなくなってしまう。だから、昼間の一定時間だけでも施設に行ってサービスを受けられれば、その間、家族はリフレッシュできます。仕事や家事など、やらなければならないことも多少はできます。

認知症の患者さんの中には、入浴を拒否する人がいます。いつ入浴したかを忘れてしまって、「もう入ったから入らない」と言って入らないのが典型的なパターンです。

その日だけなら、1日ぐらい入浴しなくても問題はありません。しかし、次の日も、その次の日も「もう入ったから入らない」と言って入浴しないとしたら……。

3日も4日も入浴しなければ、何とも言いがたいにおいが気になり始めます。

「昨日も一昨日もお風呂に入っていませんよ。だから今日は入ってください」

「そんなことがあるものか。ちゃんと毎日入っている」

こうした言い合いになりがちです。家族としては、においが気になり、どうしても入浴してもらいたいため、次第に語気が強くなります。認知症の本人も、頑固に入ろうとしないと、険悪なムードが家族内に漂います。

こんなときにデイサービスなどに行けば、職員が上手に誘導してくれ、入浴サービスを行ってくれます。家族も、ほっと胸をなで下ろすことができます。

家族に対しては強硬な態度の認知症の患者さんも、職員の言うことなら素直に聞くという場合もありますし、施設の職員はいろいろな高齢者に日々サービスを提供していますので、家族よりも上手くやれるケースが多いということもあります。

こうした家族の困りごとを聞いて、それに適した施設の活用をアドバイスするのも、私たち医療従事者の仕事です。

介護の現場は良くなっているのか？

以前は、高齢者向けの施設としては、老人ホームしかありませんでした。そこへ登場したのが、北欧が発祥の「グループホーム」と呼ばれる施設です。

老人ホームは、何十人という入居者に対して、少数の職員が対応するというものでした。グループホームは、5～9人と入居者が少数で、お互いにできることをやって助け合います。職員もいますが、家庭的な雰囲気で過ごせるような努力がなされています。

家と同じというわけにはいきませんが、家に近い雰囲気をつくり、認知症の患者さんが安心して生活できる環境を整えている施設も整備されつつあります。

もちろん、老人ホームにしてもグループホームにしても、しっかりとした理念をもってスタッフの教育に力を入れているところもあれば、拡大路線まっしぐらで、スタッフはがんばっているけれども、対応が間に合っていない施設も見受けられます。

介護の現場は、どこも常に人手不足です。このため、施設も限られますし、施設内の入居者数も限られます。グループホームへの入居を希望しても、「100人待ち」などということがあります。いつになったら入れるのかわからない。これは全国的な問題です。

環境が良くて人気の高いグループホームほど、空きが出ません。グループホームに空きが出るのは、入居者が亡くなられたりしたときです。環境の良いグループホームは、入居者の予後が良いので、なかなか次の人が入れないということになります。

こうした施設間格差や人手不足などの問題はありますが、総じて言えば、認知症の患者さんの予後は良くなっています。その理由の1つが、介護保険サービスの充実です。介護保険サービスは、近年、様々な点でその充実度を増しています。それでも、利用する立場からすると、使い勝手が悪い部分がまだまだありますが……。

介護保険サービスは、「要介護度」によって受けられるサービスが決まっています。

このため、ＭＣＩの人は、まだ介護が必要な段階でないことが多く、施設に入ることは基本的にはできません。

サービス付き高齢者住宅やケアハウスであれば、介護保険の認定がなくても入れますので、ＭＣＩの人が、何かの理由でこうした施設に入ることはあるかもしれません。

施設に入ったことで、良いケアが受けられ、認知機能がそれ以上低下することなく維持できる人もいれば、逆に、ほったらかしの施設だと最低限の介護しかしてもらえず、当人はベッドに１日中寝ているだけ。足腰も弱り、急速に認知症が悪化することもあります。

施設に入ることが良いケースもあれば、悪いケースもあるのです。

数ある施設の中には、認知症対応のデイサービスや、ＭＣＩの人向けのデイサービスも、少数ながら一部にはあります。

認知症が進んで家族が手に負えなくなると、精神科病院に入院させるしかない時代がありました。昔の精神科病院の病棟は、窓に鉄格子がついた牢屋《ろうや》のような部屋が並んでおり、人格を無視したような環境の場合もありました。病院は、今も昔も、生活の場ではありません。あくまで治療を行う場です。

認知症が進行してしまったら、治療はできません。したがって、病気の治療ではなく、毎日の生活環境を整えてあげることが大切になります。その意味でも、認知症の患者さんを取り巻く環境は少しずつですが良くなっています。

しかめっ面から素敵な笑顔に変わった!

認知症の患者さんで、今でも強く印象に残っているおばあさんがいます。

一緒に暮らしていたお嫁さんは、おばあさん（姑《しゅうとめ》さん）が認知症になったことにしばらく気がつきませんでした。

それまで長らく非常に良い関係を続けていたのですが、ある時期から嫌みや小言を言われるようになり、次第に関係が悪化。

「あんなに良いお母さんだったのに、何で私を責めるようなことを、最近、言うようになったのかしら」

こうした変化は、認知症の症状によるものだったのですが、お嫁さんにはそうした認知症の知識はなく、ただただ「おかしいな」と思いつつも、理不尽な言いがかりや、まったく身に覚えのないことで小言を言われ、険悪な関係になってしまいました。

お嫁さんが、開業医のご主人に相談すると、こう言われます。

「それはもしかすると、認知症が始まったからかもしれない。浦上先生が週に1回、近くの病院で診察されているから、一度診てもらったらどうか」

この開業医の紹介状を持って、お嫁さんとおばあさんは、私の診察を受けに来ました。

おばあさんは、アルツハイマー型認知症の中等度でした。私の診断と説明を聞いたお嫁さんは、そのとき初めて、「認知症の症状で私にきついことを言っていたんだ」と理解します。

それから、認知症の人への接し方を学び、接し方を変えたことで、以前のような仲の良い関係に何とか戻れました。

おばあちゃん子だった孫は、「おばあちゃんを治してあげたい。だから医学部に行くんだ」と言って勉強に励み、今では立派な医師になられています。

最初に来られたとき、おばあさんは、しかめっ面で怖い顔をしていました。それが、お嫁さんやお孫さんの接し方が非常に良かったこともあり、その後、とても笑顔が素敵なおばあさんに一変しました。

あまりに良い笑顔だったので「写真を撮らせてください」とお願いし、おばあさんと家族の了解を得て、その写真を、私が講演するときにたびたび、みなさんに見てもらいました。

「認知症になっても、こんなに笑顔が素敵な人もいるんですよ。こんな素敵な笑顔の人が認知症だと思われますか」

認知症の患者さんも、その家族も、幸せになることはできます。認知症の基本的な症状を知り、それに適した接し方や話し方などをすれば、お互いの不信感などは払拭できるものなのです。

「ものとられ妄想」への接し方

認知症になると、もの忘れが起きます。しかし最初は、自分がもの忘れをしているのだとは思いません。もの忘れをしていることに、うすうす気がつき始めても、それを認めたくない気持ちがあります。だから、他人のせいにしてしまうのかもしれません。

自分がなくしてしまったものを、他人がなくしたと思ってしまう。あるいは、そう思おうとすることで、自分の一番身近にいる人、つまり家族を犯人扱いしてしまいます。

こうした行動は、「ものとられ妄想」と呼ばれる症状です。身近な人にしてみれば、自分がものをとったわけではないので、濡《ぬ》れ衣を着せられれば強く反発してしまいます。

認知症と診断されれば、認知症の症状として妄想が起きていることを家族が理解できます。そして、症状に対して適切な接し方を学ぶことができます。

たとえば、何かものがなくなったと言っているときは、まずは一緒に探してあげる。

そのときに気をつけてほしいのは、なくしたものを自分が先に見つけても、「ほら、ここにあるじゃないの」と言わないこと。

そう言ってしまうと、「やはり、あなたが犯人だから、すぐわかるのね」となり、火に油を注ぐことになります。そう受け取られてしまうと、不要な諍《いさか》いに発展してしまう可能性があるので注意する必要があります。

なくしたものを自分が先に見つけたら、本人が見つけるように上手く誘導します。本人が見つければ、諍いは起きません。

認知症の症状による行動には、普通の人たちにはなかなか理解ができないものが多くあります。理解できないと、「何をバカなことを言っているのか」と思い、それが相手に伝わります。その結果、お互いに反発し合うことになります。

正常な人から見たらおかしな行動であっても、どんなにそれが理不尽な行動であっても、それは認知症による症状なのだと理解し、適切に接してほしいと思います。

理不尽な行動にも理由がある

あるおじいさんは、毎日のように徘徊を繰り返していました。ときには、隣の市まで行ってしまい、それを家族が迎えに行くこともありました。保護されてパトカーに乗って家に帰ってくることもありました。世間体も悪いし、恥ずかしい。だから家族は、思わず怒ってしまいます。

「何を考えているの！」

家族が困って、おじいさんを連れて私のところにやってきました。いろいろと話を聞きながら、なぜそれほど徘徊するのかを知りたいと思い、実際に徘徊を考察してみました。

そうしてわかったのは、毎日徘徊するのは、「会社に行こうとしていた」ということです。

すでに定年退職して何年も経っているので、家族から見たらおかしな理由であり、行動です。しかし、定年退職したことを忘れてしまっている本人にとっては、毎日会社に行こうとするのは当然のことでした。

会社は、おじいさんが定年退職したあと、倒産してしまい、昔あった場所には何も残っていません。このため、会社のあった付近まで行っても、会社を見つけることができません。それで会社を探してうろうろする。これが徘徊と見られたのです。

おじいさんにしてみれば、会社に行きたかっただけだったのです。

その当時、デイサービスはまだ一般的ではありませんでした。世間に認知されておらず、「家族が介護放棄をして施設に入れたんじゃないか」などと周囲から言われる時代でした。

このため、家族も最初はデイサービスに行かせることを躊躇《ちゅうちょ》していましたが、私の強いすすめもあり、行かせるようになりました。

デイサービスの職員が、徘徊があること、それは会社に行きたいからだということを理解してくれ、まるで会社にいるかのように対応してくれました。これを機に、徘徊はまったくなくなりました。

その後、私の外来に来たときも「毎日、会社に行っています」とニコニコしながら言っていたのが印象的です。

先手を打ったアドバイスができる条件とは？

この事例が示すように、「本人がなぜそんな行動をするのか」を正しく理解することも重要です。理屈に合っていないような行動であっても、本人には何かしらの理由があります。その理由を理解してあげたうえで、上手く対応できれば、困った症状であっても解決することができます。

こうした理由を聞くのは、家族では難しいこともあります。

そんなときに、適切にアドバイスするために、私たち専門医がいるわけです。

「治療薬もないのに専門の医療機関を受診しても、仕方がないのではないか」

こう考える人が多いかもしれません。しかし、こうした適切なアドバイスができるところに専門医の存在意義があります。

かかりつけ医の先生が認知症に詳しければ、私たち専門医は必要ないかもしれませんが、そうではないケースのほうが大半です。認知症に詳しくなければ、適切なアドバイスができませんし、中には薬を出すだけという医師もいます。

こうした対応の違いが、認知症の進行のスピードを速めたり、遅らせたりするのです。

薬に効果がそれほどなくても、薬があることで、それを受け取りに病院に来てくれます。病院に来て、話をしてくれれば、それに対してアドバイスするチャンスができます。

家族から聞かれたことに対してアドバイスすることもありますが、家族から聞かれていない話に対して先手を打ってアドバイスすることも重要だと私は考えています。

たとえば、先ほど紹介した笑顔が素敵なおばあさんの例でも、おばあさんとお嫁さんの関係が悪くなり始めた早い段階だったから、先手を打った適切なアドバイスを行うことで元の良い関係に戻すことができました。

しかし、悪い関係が長期間続いてしまうと、何度も激しく言い争ってしまいます。認知症の人はそれを忘れてしまいますが、正常な家族は、そのことをいつまでも覚えています。

「これは認知症の症状によるものです。だから、やさしく接してあげてください」

「先生、それは無理です。このクソばばあに、やさしくなんてできません」

認知症がかなり進んでから来院されたケースなどでは、このように言われてしまうこともあります。人間関係がズタズタになってしまってから来院されても、手の打ちようがありません。こうなってしまう前に、できるだけ早く医療機関を受診してほしいのです。

母親を介護するために地元に戻り、三世代が住める家を新築したことで、母親の認知症が進行してしまった例を前に紹介しました。新築する予定の段階で話を聞いていれば、いろいろとアドバイスできましたが、家が完成してからでは、できるアドバイスは多くありません。

繰り返しになりますが、早期受診、早期診断がとても大切であり、それによって先手を打ったアドバイスができます。認知症になってからでも、良好な環境をつくってあげることができれば、本人も家族も笑顔で暮らすことは十分に可能なのです。

本人も家族も幸せになるヒント

半身まひがある人でも、杖《つえ》があれば歩くことができます。

「もの忘れがある人の記憶の杖になってあげてください。記憶の杖があれば、安心して暮らしていけますよ」

認知症の患者さんの家族に、こうアドバイスすることもあります。

認知症になると、いろいろなことができなくなると思われています。しかし、前にも述べた通り、認知症は急速に悪くなる病気ではありません。ゆっくり悪くなる病気です。

認知症と診断された人に対して、「あの人は認知症だから、もう何もできない」と思い込んでしまう人が多いと感じています。でも、そんなことはありません。できることは、いっぱいあります。

私が診ている患者さんでも、もの忘れはひどいけれども、計算ドリルはすごいスピードで解ける人がいます。計算力は、海馬が司っているわけではありませんので、すぐに能力が落ちたりしません。

「まだまだできることはあるんだ」と周りの人が気づくことも重要なことです。

本人にしてみると、認知症が進むことで少しずつできることが減っていきます。そうすると自信を失っていきます。認知症だけではありませんが、病気と向き合うときには、心の強さが大事になります。気持ちが落ち込んでしまうと、病気に負けてしまいます。

それを防ぐためにも、「何か良いところ、すごいところに気がついたら、ほめてあげてください」と家族にアドバイスします。ほめられれば、それが自信につながります。

「自分にも、まだまだできることがたくさんあるんだ」

こう思えれば、自信を取り戻せます。それが病気の進行を遅らせます。家族の絆《きずな》も深まっていきます。本人も、家族も幸せに暮らしていけます。

だからと言って、家族だけで抱え込んでしまうと破綻してしまいます。公的サービスなどを上手く活用することも大切です。

「家族も第二の患者ですよ」と家族の会などでは言われます。医療現場の人は、家族に対しても配慮やケアをすることが不可欠です。家族の愚痴を聞いてあげることも役割の1つで、それが家族を手助けすることにもなります。

とは言いながら、1人の患者さんを診察できる時間は10分ぐらい。愚痴を聞いてあげたいと思っても時間がないので、社会福祉士や看護師など、他のスタッフに聞いてもらうようにしています。ただ、次のように言われたことがあります。

「医師である先生にいろいろ聞いてもらえることは、家族にとって本当にうれしいことなんですよ。先生と話したことで、次の診察まで、またがんばろうという気になれます」

短い時間であっても家族の話を聞く機会をつくらないといけないと、大いに反省させられました。

理想は「認知症の人をやさしく見守る社会」の実現

家族と暮らしている認知症の患者さんばかりではなく、一人暮らしの患者さんも多いのが現状です。

一人暮らしの人の中には、１日中ひと言も話さない人がいます。他人との関係性がまったくないという人は、認知症が悪化する危険性が非常に高くなります。なぜ、そんなことになってしまっているのか、その原因を見極めてアドバイスするようにしています。

たとえば、仲良く夫婦で暮らしていたのに配偶者を亡くしてしまったというケース。ひどく落ち込んで気が滅入っていますから、他人と話す元気もない。そんな人に「外に出ていろいろな人と話しましょう」と言ったところで意味はありません。

相手の状況をよく見て、その状況を改善する方法を考える。息子や娘など、家族の支援は不可欠ですが、もし身内がいないのであれば、近所の人たちや、気心が知れた人たちが上手く接する、会話をする、支援をすることが大事になります。

今、目指している理想の1つは、認知症の人たちをやさしく見守っていく社会の実現です。

たとえば、認知機能が低下している人が外出して、どの電車に乗ればいいのかわからないときに、気軽に尋ねることができる社会。そうした社会の実現のために、様々な仕組みを考案し、実践する場をつくろうとしています。

琴浦町では、人が集まる場所づくりに力を入れています。4人程度のグループをつくってサークル活動を行うと、町から補助金が出ます。サークル活動と言っても、おしゃべりするだけでもいいというもので、補助金でお茶やお菓子を買うことができます。

コロナ禍で少し停滞していますが、グループ数はすでに100を超えています。

10年経っても予防対策が始まらない理由

琴浦町も、２００４年に認知症予防の取り組みを始めたときは、認知症予防の「に」の字もないような状況でした。それが今では、１次予防（発症予防）、２次予防（早期発見）、３次予防（病気の進行防止）、すべての予防が充実している地域になっています。

そんな琴浦町に対して、こんなことを言われることがあります。

「琴浦町では、あんなに良い取り組みが行われているのに、何でうちの町は何もやってくれないんだ」

近隣の市町村はもちろん、それ以外でも、琴浦町の取り組みを知った人たちが、このように感じるのも無理はありません。琴浦町は、決して財政的に恵まれているわけでもない、小さな町です。だから、琴浦町にできるのなら、自分たちのところでもできるだろうと考えるのは当然のことでしょう。

私としては、琴浦町の取り組みが多くの市町村に広がっていくことを願っていますし、そのお手伝いをしたいという思いもあります。ですから、役所の担当者と話す機会は多々あります。そうしたときに役所の担当者は次のようなことを言います。

「予防が大事なのはよくわかっています。ただ、認知症の人やＭＣＩの人を発見できたとしても、それらの人を受け入れる受け皿となるインフラがありません。だから、受け皿となるインフラをきちんと整備したうえて、もの忘れ検診であるとか、予防教室などを進めるべきだと考えています」

一見正論なのですが、こう言っている自治体のほとんどは、10年経ってもインフラが整備されず、認知症の人が増えるのを手をこまねいて見ているだけ。いまだに何もできていないところもあります。

物事には、万全の体制が必要なこともあるでしょう。しかし、少なくとも認知症予防に関して言えば、琴浦町のように、できることからやっていくことが重要なのではないでしょうか。

もの忘れ検診や予防教室を始めれば、次から次へと不備が見つかります。ある不備に気づいたら、その対策を行う。また別の不備に気づいたら、その対策も行う。こうした対策の連続は、やっているときは確かに大変かもしれませんが、続けていれば、認知症予防のレベルは確実に上がっていきます。

琴浦町は、そうやってお手本となるような町になりました。かたや10年経っても何もやっていない町があります。この違いは何か。とりあえずできることから始めるか、万全の体制が必要だと考えるかの違いです。

どちらの住民が幸せなのかは言うまでもありません。

認知症予防は日本の喫緊の課題

さらに言えば、「やっているフリ」をしている自治体もあります。

「介護予防」という名のもとに認知症予防をやっている市町村は多くあり、そうした自治体の担当者に話を聞く機会もあります。

「年にどれぐらいの人が参加しているのですか？」

「10人ぐらいですかね」

「えっ、いくら人口が減っているといっても少なすぎませんか。ＭＣＩの人は、おそらく１０００人以上はいますよ。10人ということは、たったの１％。残りの99％、９９０人以上のＭＣＩの人を見捨てているようなものです。

見えていないかもしれませんが、ＭＣＩの人は認知症という崖っぷちにいるのです。今、助けなかったら、崖っぷちから落ちてしまい、助けられません。そうした人が、住民の中にたくさんいらっしゃるんですよ」

「やっているフリ教室」は日本中にたくさんあり、それを叱咤《しった》激励するつもりで、こうした厳しいことも言ってきました。

しかし、「怒られた」「批判された」などといった受け止めが大半で、それ以後、私と目を合わせなくなる自治体の担当者もいるくらいです。「あまり厳しい言い方はしないほうがいいな」と今は反省しています。

ＭＣＩの人への認知症予防は、日本にとって喫緊の課題です。検討している暇はありません。すぐにやるしかないことなのです。

認知症につながるような兆候を見つけたら、早く医療機関を受診し、早く診断を受け、早く治療を始める。これが何よりも重要です。それによって専門医から適切なアドバイスを受けることもできます。

本人はもちろん、家族も、認知症という病気を正しく理解することが大切です。どんな症状があるのかを理解すれば、それにふさわしい対応ができるようになります。

ＭＣＩや軽度認知症の初期段階であれば、症状としては、もの忘れぐらいです。家族のサポートがあれば、日常生活に困ることはほとんどありません。

認知症が中等度や重度に進んでも、環境を整えてあげることで、多少の不便さはあっても、変わらない日常を続けることはできます。

決して、あきらめないでください。認知症とともに幸せに生きていくことはできます。１人でも多くの人が、日々笑顔で、たくさんの笑顔に包まれながら、長生きしてほしいと思います。

おわりに

私は、これまでに認知症予防に関する著書を多く世に出してまいりました。しかし、軽度認知障害（ＭＣＩ）をメインターゲットにした著作は初めてです。

ＭＣＩが認知症予防を考えるうえで、とても重要な概念であることは以前から認識されていました。しかし、一般の方向けの書物としては時期尚早と考えておりました。「早期診断イコール早期絶望」などと言われ、認知症への早期診断に懐疑的な雰囲気が支配的であったからです。

しかし近年、認知症予防の科学的エビデンスが多く報告され、予防薬と考えられるものも使用できる可能性が出てきました。一般の方もＭＣＩを正しく理解し、早期発見して認知症の予防につなげていくことが期待されます。

ご存じのように日本は世界に冠たる超高齢社会で、認知症患者数の増加が最も急速です。アジア、アフリカの国々でも今後、認知症患者数の増加が想定されます。日本は認知症予防にリーダーシップをもって取り組むべきと考えます。

私は一般社団法人日本認知症予防学会の代表理事を務め、学会として認知症予防の1次予防（発症予防）、２次予防（早期診断・早期治療・早期対応）、３次予防（進行予防）を切れ目なく進めていくことを推奨し、実践しております。また、２０２２年4月1日より鳥取大学医学部保健学科認知症予防学講座（寄附講座）の教授に就任し、認知症予防の教育、研究、地域貢献に取り組んでおります。

今後、認知症予防ができる社会づくりを実現するために、本書がお役に立てれば幸いに存じます。

２０２２年12月

浦上克哉

PHP新書
PHP INTERFACE
https://www.php.co.jp/

浦上克哉［うらかみ・かつや］

日本認知症予防学会代表理事。鳥取大学医学部教授。1983年に鳥取大学医学部医学科を卒業。同大大学院の博士課程を修了し、1989年より同大の脳神経内科にて勤務。2001年4月に同大保健学科生体制御学講座環境保健学分野の教授に就任。2022年4月より鳥取大学医学部認知症予防学講座教授に就任。2011年に日本認知症予防学会を設立し、初代理事長に就任し現在に至る。日本老年精神医学会理事、日本老年学会理事、日本認知症予防学会専門医。『科学的に正しい認知症予防講義』（翔泳社）など著書多数。

構成――坂田博史
イラスト――齋藤　稔（株式会社ジーラム）

もしかして認知症？　（PHP新書 1338）
軽度認知障害ならまだ引き返せる

二〇二三年二月九日　第一版第一刷

著者――浦上克哉
発行者――永田貴之
発行所――株式会社PHP研究所
東京本部――〒135-8137 江東区豊洲5-6-52
ビジネス・教養出版部 ☎03-3520-9615（編集）
普及部 ☎03-3520-9630（販売）
京都本部――〒601-8411 京都市南区西九条北ノ内町11
組版――アイムデザイン株式会社
装幀者――芦澤泰偉＋児崎雅淑
印刷所――大日本印刷株式会社
製本所――東京美術紙工協業組合

ISBN978-4-569-85400-7

PHP新書刊行にあたって

「繁栄を通じて平和と幸福を」(PEACE and HAPPINESS through PROSPERITY)の願いのもと、PHP研究所が創設されて今年で五十周年を迎えます。その歩みは、日本人が先の戦争を乗り越え、並々ならぬ努力を続けて、今日の繁栄を築き上げてきた軌跡に重なります。

しかし、平和で豊かな生活を手にした現在、多くの日本人は、自分が何のために生きているのか、どのように生きていきたいのかを、見失いつつあるように思われます。そして、その間にも、日本国内や世界のみならず地球規模での大きな変化が日々生起し、解決すべき問題となって私たちのもとに押し寄せてきます。

このような時代に人生の確かな価値を見出し、生きる喜びに満ちあふれた社会を実現するために、いま何が求められているのでしょうか。それは、先達が培ってきた知恵を紡ぎ直すこと、その上で自分たち一人一人がおかれた現実と進むべき未来について丹念に考えていくこと以外にはありません。

その営みは、単なる知識に終わらない深い思索へ、そしてよく生きるための哲学への旅でもあります。弊所が創設五十周年を迎えましたのを機に、PHP新書を創刊し、この新たな旅を読者と共に歩んでいきたいと思っています。多くの読者の共感と支援を心よりお願いいたします。

一九九六年十月

PHP研究所

PHP新書

［心理・精神医学］

103 生きていくことの意味 諸富祥彦
304 パーソナリティ障害 岡田尊司
364 子どもの「心の病」を知る 岡田尊司
381 言いたいことが言えない人 加藤諦三
453 だれにでも「いい顔」をしてしまう人 加藤諦三
862 働く人のための精神医学 岡田尊司
895 他人を攻撃せずにはいられない人 片田珠美
910 がんばっているのに愛されない人 加藤諦三
952 プライドが高くて迷惑な人 片田珠美
953 なぜ皮膚はかゆくなるのか 菊池 新
956 最新版「うつ」を治す 大野 裕
977 悩まずにはいられない人 加藤諦三
1063 すぐ感情的になる人 片田珠美
1091 「損」を恐れるから失敗する 和田秀樹
1094 子どものための発達トレーニング 岡田尊司
1131 愛とためらいの哲学 岸見一郎
1195 子どもを攻撃せずにはいられない親 片田珠美
1205 どんなことからも立ち直れる人 加藤諦三
1214 改訂版 社会的ひきこもり 斎藤 環
1224 メンヘラの精神構造 加藤諦三
1275 平気で他人をいじめる大人たち 見波利幸
1278 心の免疫力 加藤諦三
1293 不安をしずめる心理学 加藤諦三
1317 パワハラ依存症 加藤諦三

［人生・エッセイ］

377 上品な人、下品な人 山﨑武也
742 みっともない老い方 川北義則
827 直感力 羽生善治
938 東大卒プロゲーマー ときど
1067 実践・快老生活 渡部昇一
1112 95歳まで生きるのは幸せですか？ 池上 彰／瀬戸内寂聴
1132 半分生きて、半分死んでいる 養老孟司
1134 逃げる力 百田尚樹
1147 会社人生、五十路の壁 江上 剛
1148 なにもできない夫が、妻を亡くしたら 野村克也
1158 プロ弁護士の「勝つ技法」 矢部正秋
1179 なぜ論語は「善」なのに、儒教は「悪」なのか 石 平
1211 保険ぎらい 荻原博子

1301 病院に行かない生き方　池田清彦
1310 老いの品格　和田秀樹
1313 孤独を生きる　齋藤 孝
1320 おっさん社会が生きづらい　小島慶子

〔医療・健康〕

499 空腹力　石原結實
801 老けたくなければファーストフードを食べるな　山岸昌一
912 薬は5種類まで　秋下雅弘
926 抗がん剤が効く人、効かない人　長尾和宏
947 まさか発達障害だったなんて　星野仁彦／さかもと未明
1007 腸に悪い14の習慣　松生恒夫
1013 東大病院を辞めたから言える「がん」の話　大場 大
1047 人間にとって健康とは何か　斎藤 環
1053 iPS細胞が医療をここまで変える　山中伸弥〔監修〕／京都大学iPS細胞研究所〔著〕
1056 なぜ水素で細胞から若返るのか　辻 直樹
1139 日本一の長寿県と世界一の長寿村の腸にいい食事　松生恒夫
1143 本当に怖いキラーストレス　茅野 分
1156 素敵なご臨終　廣橋 猛
1173 スタンフォード大学教授が教える 熟睡の習慣　西野精治
1200 老化って言うな！　平松 類
1240 名医が実践する「疲れない」健康法　小林弘幸
1244 腰痛難民　池谷敏郎
1285 健康の9割は腸内環境で決まる　松生恒夫
1314 医療貧国ニッポン　奥 真也

〔思想・哲学〕

1117 和辻哲郎と昭和の悲劇　小堀桂一郎
1159 靖國の精神史　小堀桂一郎
1215 世界史の針が巻き戻るとき　マルクス・ガブリエル〔著〕／大野和基〔訳〕
1251 つながり過ぎた世界の先に　マルクス・ガブリエル〔著〕／大野和基〔インタビュー・編〕／髙田亜樹〔訳〕
1289 日本の対中大戦略　兼原信克
1294 アメリカ現代思想の教室　岡本裕一朗
1302 わかりあえない他者と生きる　マルクス・ガブリエル〔著〕／大野和基〔インタビュー・編〕／月谷真紀〔訳〕